口腔全科门诊
老年人口腔常见疾病
诊疗和护理实践

主　编　柴召午　杨　冰

副主编　周　汨　李立琪　刘　琳　刘科星

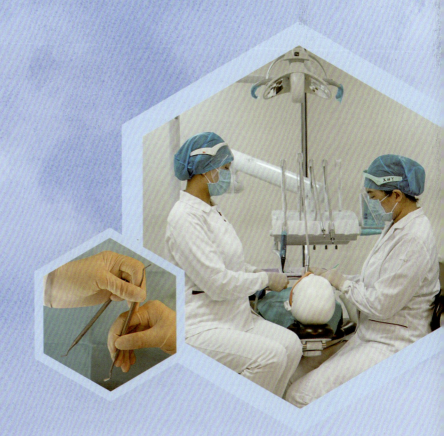

重庆大学出版社

图书在版编目（CIP）数据

口腔全科门诊老年人口腔常见疾病诊疗和护理实践 /
柴召午，杨冰主编 . -- 重庆：重庆大学出版社，2025.
1. --（临床医学专著系列）. -- ISBN 978-7-5689-4889-
0

Ⅰ . R78

中国国家版本馆 CIP 数据核字第 2024SJ6551 号

口腔全科门诊老年人口腔常见疾病诊疗和护理实践

KOUQIANG QUANKE MENZHEN LAONIANREN KOUQIANG CHANGJIAN JIBING ZHENLIAO HE HULI SHIJIAN

主 编 柴召午 杨 冰

策划编辑：胡 斌

责任编辑：胡 斌　　版式设计：原豆文化

责任校对：邹 忌　　责任印制：张 策

*

重庆大学出版社出版发行

出版人：陈晓阳

社址：重庆市沙坪坝区大学城西路 21 号

邮编：401331

电话：（023）88617190　88617185（中小学）

传真：（023）88617186　88617166

网址：http://www.cqup.com.cn

邮箱：fxk@cqup.com.cn（营销中心）

全国新华书店经销

重庆长虹印务有限公司印刷

*

开本：787 mm×1092 mm　1/16　印张：13　字数：270 千

2025 年 1 月第 1 版　　2025 年 1 月第 1 次印刷

ISBN 978-7-5689-4889-0　定价：138.00 元

序

　　随着全球老龄化趋势的加剧，老年人群不断增加。老年人群体面临越来越多的口腔健康问题，这不仅影响他们的生活质量，也给医疗系统带来了巨大的压力。流行病学研究显示，老年人群体中，龋病、牙周病、牙髓病和根尖周病等的发病率显著高于其他年龄组。相关数据显示，约 70% 的老年人存在不同程度的牙周疾病，而继发龋则频繁出现在缺乏维护的部分修复体和残根残冠上。此外，老年人由于身体健康状况的改变，常伴随多种慢性疾病，使口腔疾病的发生与发展情况更加复杂，因此亟须针对性的治疗和护理。

　　在国家层面，针对老年人口腔健康的卫生政策也日益受到重视。《"健康中国2030"规划纲要》明确提出要加强老年人群体的健康管理，其中就包括口腔健康的维护。相关政策也强调了提高老年人口腔疾病的早期筛查、干预和治疗水平，以及倡导健康的口腔卫生习惯，促进老年人整体健康水平的提升。这些政策为我们编写《口腔全科门诊老年人口腔常见疾病诊疗和护理实践》一书奠定了坚实的基础。

　　这是一本专注于老年人口腔健康问题的专业实用参考书，旨在满足这一重点群体的医疗与护理需求。全书分为医疗、护理和健康教育三大板块。医疗板块详细阐述了老年人口腔常见疾病的诊断与治疗，包括继发龋、急性牙髓炎、急性根尖周炎、残根和残冠、牙龈炎、牙周炎、活动修复、固定桥修复及种植修复等。这一部分强调个性化诊疗方案的制订，以确保临床医生能够针对老年患者的独特需求，提供更加合适的治疗方案。护理板块详细介绍了老年人口腔常见疾病诊疗过程中所需的材料、器械、椅位调整、擦拭消毒等操作细节，以配合诊疗过程的顺利进行。这一部分特别强调了治疗前的患者沟通、护理评估、术后注意事项、要点讲解及针对老年患者的沟通技巧与建议，有助于促进口腔卫生服务工作者与老年患者之间建立信任关系。健康教育板块列出了治疗后的注意事项，帮助口腔全科门诊医护人员和社区卫生服务人员对护理对象及其家属进行必要的说明与讲解，以帮助其理解和遵循治疗后的护理建议，促进老年人口腔健康的长期维护。

本书旨在通过综合展示医疗、护理和健康教育的内容，为口腔临床医学专业和护理专业的学生，基层口腔临床医护人员和口腔全科门诊医护人员，以及社区卫生服务人员提供一本创新且实用的指导手册。我们希望本书能为广大医护人员提供切实的帮助，促进老年人口腔健康的改善与维护。在本书编写过程中，我们得到了专家学者的支持和指导帮助，在此谨表深切感谢！

柴口午

2024 年 8 月

前　言

随着人口老龄化的加剧，老年人口腔疾病的普遍性已成为不容忽视的公共卫生问题。据统计，我国 65 岁及以上老年人口中，患有不同程度口腔疾病的占比高达 90% 以上。口腔疾病不仅影响老年人的日常生活质量，还可能引发全身性疾病，例如，牙周病与心血管疾病之间的关联已被多项研究证实，牙周炎患者的冠心病发病率比健康人群高出 25%。老年人口腔常见疾病具有特殊性，其中，牙周病、牙齿缺失、牙髓病和根尖周病的比例明显高于其他年龄群体，随着我国老龄人口的增多，老年患者的口腔医疗和护理需求也不断增长。《中国卫生健康统计年鉴》的数据显示，我国口腔医生人数与人口的比例远低于发达国家，美国每 10 万人口拥有约 60 名牙医，而中国每 10 万人口拥有牙医仅为 10 名左右。这种悬殊的比例导致了口腔医疗服务的供不应求，特别是在老年人群中，这一问题尤为突出。此外，由于医生资源的不足，许多老年人难以获得及时和有效的治疗，口腔医学教育和临床技能培训在老年患者这一群体的针对性开展也是缺乏的。这种供需矛盾不仅影响了老年人的生活质量，也给医疗系统的可持续发展带来了挑战。因此，针对性地整理和撰写一部老年人口腔常见疾病诊疗和护理实践的实用性手册，将有助于提高口腔医生的培养效率、优化医疗资源配置、推广分级诊疗制度，以及加强基层口腔医疗服务能力。

据《中国口腔医学年鉴》统计，我国老年人口腔疾病患病率高达 80% 以上，而医生资源的匮乏导致了诊疗效率低下和患者等待时间延长。为应对这一挑战，分级诊疗制度的实施尤为重要。通过建立合理的分级诊疗体系，可以按照病情严重程度和治疗需求将患者进行分流，从而优化医疗资源配置，减少不必要的专家门诊等待时间，降低患者的总体医疗费用。老年患者常选择基层口腔门诊或口腔全科门诊，在我国的口腔专科医院中，通常都设置了儿童口腔门诊，但缺少专门的老年口腔门诊，因此，针对基层口腔门诊或者口腔全科门诊医护人员在临床实践中可能出现的问题，需要一本较为全面和具有针对性指导建议的实践性手册，以便顺利开展临床诊疗工作。老年患者的基础口腔问题可在基层医院或者口腔全科门诊处理，而较复杂的治疗可以转诊到口腔专科医院，这将有助于提高基层口腔门诊的诊疗效率和患者满意度。

重庆医科大学附属口腔医院作为一所三级甲等口腔专科医院，下设的龙湖光年门诊部（含沙南街门诊部）成立 19 年来，一直致力于探索口腔全科门诊部分级诊疗模式和老年患者专科治疗的研究，建立了涵盖老年患者常见牙体牙髓疾病、外科疾病和修复治疗等方面的诊疗流程和质控方案，同时作为全科门诊部，对于医护四手配合和院感工作的探索，可以为基层口腔门诊和口腔全科门诊提供一定的诊疗和管理思路。我们组织门诊部各专业高年资口腔医生和医院护理部具有丰富临床和管理经验的护士一起，撰写了《口腔全科门诊老年人口腔常见疾病诊疗和护理实践》一书，是国内该领域第一本口腔全科门诊老年人常见口腔问题诊疗和护理实践的专著。全书共六个章节，不仅包含了老年人常见口腔疾病的病因、诊断、治疗，还包含了护理配合、医患沟通、术后注意事项等，较全面地覆盖了口腔全科门诊老年患者的常见口腔疾病的诊疗和护理需求，希望能为我国老年患者口腔健康服务的发展起到抛砖引玉的作用。同时，希望本书能为从事老年患者口腔健康服务的同道们启迪思路、激发探索和促进实践，也为致力于分级诊疗、医患沟通和口腔院感工作的医护工作者提供参考。由于编写时间仓促和编者水平有限，书中难免有欠妥之处，恳请各位专家和临床医护工作者批评指正，以便我们再版时修正。

本书编写过程中，得到了重庆大学出版社的鼎力支持，在此谨表深切感谢！

编者

2024 年 8 月

目 录

第一节　老年人龋病病因、诊断、预防与治疗

龋病（dental caries）是指牙体硬组织因脱矿和有机物分解造成组织缺损的慢性进行性疾病。龋病是一种口腔细菌性疾病，其本质是口腔生态失调性疾病，主要临床特点是牙体组织在色、形、质等方面发生变化。

随着年龄增长，人的牙龈组织逐渐退缩，牙颈部、牙邻面、牙根暴露，这些部位都是口腔细菌容易定植的地方，在一定的条件下会导致老年人口腔疾病产生。龋病是老年人常见的口腔牙体硬组织疾病。老年人患龋率较高，龋病发病的特点表现为：①性别差异显著，女性患病率高于男性；②龋病患病率随年龄增长而增加；③根面龋多于冠部龋，患根面龋的男女性别差异不大，城市人口根面龋患病率略高于农村人口，根面龋的患病率与年龄增长呈正相关性。

老年根面龋是指发生在老年人群中牙根面或釉质牙骨质界处的龋损，一般先发生于牙骨质，其龋坏发展可累及牙本质。主要发生于牙龈退缩、牙根暴露的牙齿。Katz 的研究显示，20 ~ 29 岁人群的根面龋发病率为 1.1%，而 50 ~ 59 岁为 22.9%，提示根面龋发生率随年龄增长而增加，但根面龋是牙龈退缩的一种表现，并不是增龄的结果。因此，根面暴露并不会主动导致根面龋的发生，还有其他一些因素的影响，如口腔卫生状况、糖与甜食摄取频率等。此外，还有资料表明，根面龋患病率随饮水中含氟量高低而变化。

一、老年人龋病病因及发病机制

（一）龋病发生的微生物因素

细菌分解有机底物产酸、促使牙齿脱矿是龋形成过程中的一个重要因素。有机物的分解作用在根面龋形成过程中尤其明显。据文献报道，根面龋的优势菌首先是变形链球菌，其次是放线菌。菌斑和唾液中变形链球菌的数量与根面龋的存在呈正相关。在根面龋中，诱导共聚集的细菌种类之间存在多种相互作用。特别是放线菌属（*Actinomyces spp.*）、韦荣球菌属（*Veillonella spp.*）、普雷沃菌属（*Prevotella spp.*）和梭杆菌属（*Fusobacterium spp.*）似乎在这一背景中发挥了重要作用。在根面龋形成过程中，细菌胶原酶对牙的有机基质胶原纤维降解可能起着不可忽视的重要作用。根面龋最先累及的牙骨质中所含有机基质可占组织干重的 40% ~ 50%，远远高于牙釉质中的 1%，这就使根面龋的发生发展明显有别于釉质龋。

（二）龋病发生的宿主因素

1. 解剖学因素。牙齿的形态、组织结构和位置与龋病的敏感性有关。

（1）形态。老年人牙龈退缩，牙邻面、颈部和根部等滞留区暴露，同时邻牙接触点由点接触变为面接触，正常的食物溢出道消失，导致食物嵌塞、不易清洁而增加患龋的易感性。

（2）结构。牙齿的牙釉质、牙本质、牙骨质，三者之间理化性质、钙化程度、化学组成均存在显著的差别。牙本质、牙骨质内无机盐含量低，而有机物含量高，更易遭受细菌的攻击。因此，老年人牙龈退缩导致的牙根和牙颈部暴露，增加了牙齿患龋的高敏感区域。

（3）排列。牙齿排列不整齐、拥挤、重叠等造成食物嵌塞不易清洁，易产生菌斑而导致龋病发生。随着年龄的增长，各种原因导致牙齿脱落的情况增加。牙齿脱落，未获得及时正确的修复，破坏了牙列的完整性，残存邻牙移位、对牙伸长，导致牙列不整齐，引起食物嵌塞，影响口腔卫生，从而增加患龋的易感性。

2. 牙周组织健康状况。老年人多发生进行性牙龈退缩变薄、牙槽骨生理性吸收、牙周附着丧失和根面暴露，也是根面龋发生发展的必要条件。同时，一些研究发现，牙周病的进展与根面龋发病之间存在着密切关系。

3. 唾液的变化。随着年龄的增长，唾液的质和量都会发生改变并影响其生物学功能，与老年龋病的发生密切相关。老年人由于各种慢性疾病如口干综合征、糖尿病等及经常性服用某类药物，使唾液腺分泌唾液及分泌型免疫球蛋白 A（secretory immunoglobulin A, S-IgA）的功能明显下降，唾液流速显著下降，抗龋功能降低，也会使龋损明显增加。

4. 饮食习惯。研究证实，高糖饮食更具致龋性，而纤维性食物则有一定的抑制作用。一些老年人由于咀嚼功能下降而味觉不敏感，喜欢吃软的、含糖高的食物，极易形成根面菌斑、结石，若不能将嵌塞在牙根邻面的甜食及时清理干净，则易导致牙根面龋发生率升高。

5. 全身健康状况的影响。老年人各器官功能逐渐衰退，在生理、病理和心理状态等方面均有一定的特殊性。因此，老年人牙根面龋的发生要从全身因素去考虑，如口腔卫生状况的好坏、血清钙磷含量高低导致唾液内含钙磷的多少等等。"成功的失败"理论预测，随着下一代老年人保留更多的牙齿，这些额外的牙齿将会经历更多的口腔疾病，如根面龋。

（三）龋病发生的时间因素

龋病发病的每个过程都需要时间。从清洁的牙面上形成获得性膜到细菌黏附形成牙菌斑生物膜，从细菌代谢碳水化合物产酸到造成牙釉质脱矿等均需要一定时间。只有当口腔微生态失衡、口腔微生物代谢碳水化合物持续产酸、菌斑 pH 长期低于临界 pH 时，才能最终导致牙体硬组织脱矿，形成龋损。

（四）影响龋病发生和发展的其他因素

老年人多有修复体，部分义齿固位体容易对牙根面造成磨损，致使细菌易侵入牙本质，且义齿可能会遮盖早期根面龋损，使其不易被发现，延误治疗时机。此外，一般认为，女性患龋率略高于男性。女性牙萌出时间早于男性，由于牙萌出较早，牙与口腔环境接触时间相对较长，患龋的概率随之增加。家族与遗传因素也会影响龋病的发生和发展，同一家族龋病以相似的模式流行，很难区分是遗传因素还是生活习惯，或对口腔保健持有相同的态度所致。

二、老年人龋病临床表现与诊断

（一）龋病的病理过程

牙髓和牙本质组织可视为一独立的生理性复合体，当龋损到达牙本质后也会累及牙组织。龋损潜行性破坏牙釉质后，沿牙本质小管方向侵入牙本质，沿着釉牙本质界向侧方扩散，在牙本质中形成锥形损害，其基底在釉牙本质界处，尖端指向牙髓。

牙骨质的龋损过程与牙本质龋相同。临床上牙骨质呈浅碟形，初期牙骨质龋的显微放射影像表明，在牙骨质中也发生表面下脱矿，伴有致密的矿化表面，表明这种再矿化过程类似于硬化牙本质的再矿化过程。

（二）龋病的临床表现及分类

根据龋病发展的速度，在临床上将龋病分为慢性龋、急性龋和静止龋，老年人的龋病大多是慢性龋。根据龋病破坏的程度、病变所在部位的深浅，可分为浅龋即牙釉质龋或牙骨质龋，中龋即牙本质浅层龋，深龋即牙本质深层龋，此分类在临床上最常用。

1.浅龋。浅龋的龋损仅限于牙釉质层或牙骨质，前者称为牙釉质浅龋，后者称为牙骨质浅龋。根据浅龋所在的部位，可分为光滑面龋、窝沟龋和牙骨质龋。

（1）光滑面龋。发生在牙冠光滑面的浅龋称为光滑面龋。初期在釉质表层发生脱矿和再矿化，随着病变的发展，当釉质脱矿大于再矿化时，釉质表面出现白色斑点，即龋斑，经食物等外来色素着色后变成棕褐色斑点，龋病继续发展到釉质牙本质界时呈潜行性发展。患者无自觉症状。以患有慢性全身系统疾病、生理功能严重衰退、自理能力差的老年人多见。

（2）窝沟龋。发生在牙齿的点隙窝沟处的浅龋称为窝沟龋。早期仅在窝沟处有颜色改变，窝沟周围呈弥散的墨浸状。患者无自觉症状。龋损发展沿釉质方向呈潜行性，形成口小底大的龋洞。老年人殆面常常发生磨耗，点隙沟裂变浅，因此该类龋损比较少见。

（3）牙骨质龋。发生在牙根面的浅龋称为牙骨质龋。因牙骨质的厚度仅为 20 ~ 50 μm，又因根面牙骨质的有机成分多，龋坏发展较为迅速，很快波及牙本质，因此又称为根面龋。根面龋呈浅碟状，可围绕根面环形发展。在临床上患者一般无自觉症状，常在被检查时才发现。牙骨质龋是老年人最常见的龋损形式。

2. 中龋。龋病由牙釉质发展到牙本质浅层被称为中龋，又称为牙本质浅龋。龋病患病部位的牙面上形成了龋洞，洞内有软化牙本质、食物残渣等，随着色素进入洞内，软化牙本质变色呈褐色或深褐色。老年人的龋病好发于牙颈部和牙根表面，是牙体组织结构薄弱环节，因此，龋病一旦发生，很快就会累及牙本质，形成牙本质浅龋。牙齿的状态会随着牙髓的增龄性变化而变化，在牙本质髓腔端形成大量的继发性牙本质，牙本质中的矿物成分增加、有机成分减少，同时牙髓组织中细胞成分减少、纤维成分增加，使老年人早期牙本质浅龋对外界刺激不敏感。临床检查发现老年颈部龋呈深褐色，这可能与该处有机物较多、细菌分解有机物产生的色素有关。牙釉质磨耗严重使牙本质完全暴露的老年人，咀嚼和刷牙时因过度敏感，影响局部清洁卫生，导致龋损不经过牙釉质而直接发生于牙本质，以磨牙𬌗面多见。

老年人患牙本质浅龋时，因对外界刺激反应迟钝而未获得及时的治疗，很快就可能发展成为深龋。

3. 深龋。深龋又叫牙本质深龋。龋病发展到牙本质深层，形成较深的洞，即为深龋。深龋洞内有大量食物残渣及着色的软化牙本质。患者对冷、热、酸、甜刺激感到明显的疼痛，刺激去除后症状即可消失，称为激发痛。龋洞较大者，当食物压迫洞底，使牙髓内压力增加，会发生严重的疼痛即"嵌塞痛"。探查时洞内有牙本质敏感症状，深龋洞虽接近牙髓腔，但在临床上并无牙髓炎症状。深龋时牙髓一般能产生保护性反应，包括修复性牙本质形成、轻度的慢性炎症反应、血管扩张或牙本质细胞层紊乱等。老年龋病好发于牙颈部和牙根部的较薄牙本质，当牙髓对外界刺激有反应时，龋损已经非常靠近牙髓腔。由于牙髓退行性变，一旦受到损害，就很难恢复到正常状态，因此，对于老年人深龋，一旦出现牙髓炎症状，一般需做牙髓治疗。

（三）龋病的诊断

老年人龋病的诊断主要根据牙齿色、形、质的改变以及患者的主观感觉，采用探诊、温度试验、电活力试验、X线片检查、透照等方法进行判断。

1. 浅龋的诊断。

（1）光滑面龋。由于患者无自觉症状，采用视诊可见牙面上有着色的龋斑，探查时有粗糙感。

（2）窝沟龋。由于患者无自觉症状，临床上可采用视诊和探诊，用尖头探针探查变色的窝沟处时探针插入沟中不易取出，扩大沟口可见变色的龋坏区。

（3）邻面及根部浅龋。这是老年人龋病最多发部位。早期颜色与周围正常组织不易鉴别，应仔细探查。

此外，浅龋应与牙釉质发育不全和氟牙症相区别。

（1）牙釉质发育不全是牙发育过程中，成釉器的某一部分受到损害所致，可造成牙釉质表面不同程度的实质性缺陷，甚至牙冠缺损。牙釉质发育不全时也有变黄或变褐的情况，但探诊时，损害局部硬而光滑，病变呈对称性，这些特征均有别于浅龋。

（2）氟牙症又称斑釉症，受损牙面呈白垩色至深褐色，患牙为对称性分布，地区流行情况是与浅龋相区别的重要参考因素。

2. 中龋的诊断。

龋坏已发展到牙本质浅层，形成了龋洞。对于老年患者根面牙本质浅龋，由于牙骨质较薄且呈片状结构，使根部牙本质浅龋呈浅碟状，且患者对外界刺激常常缺乏主观感觉，故易漏诊。由于根部龋发展快，因此应仔细检查，早期发现，早期治疗。接触点以下的邻面和根面龋通过临床检查诊断比较困难的病例，可摄 X 线片协助诊断。

3. 深龋的诊断。

由于深龋有较深、较大的龋洞形成，龋损接近牙髓，因此无论是老年患者还是年轻患者，均有对冷热刺激较甜酸刺激更为敏感的症状，故较易诊断。但在老年深龋的诊断中，由于牙髓对外界刺激反应比较迟钝，因此在诊断时应特别注意鉴别牙髓的状态，以免贻误病情。①详细询问病史，了解患者有无自发痛；②仔细探查龋洞，查找是否有穿髓点，一旦发现穿髓孔，由于牙髓的增龄性变化，保存活髓治疗一般很难成功，因此最好进行牙髓治疗。

（四）根面龋的临床表现与诊断

好发于暴露的牙根邻面是老年根面龋的特点，颊舌面较少发病。大多数根面龋起始于裸露的釉质牙骨质界或牙根颈的 1/3 处。在早期阶段，根面龋可能是一个或多个轮廓分明的变色区域，可被软垢和菌斑覆盖。牙根颈部外表面是薄的板层状牙骨质，矿化程度低；随着时间推移，由于细菌代谢产酸，变色区域的牙骨质快速脱矿软化，继而牙根表面有机基质降解形成根面缺损。缺损区可沿与根面垂直的穿通纤维向深层进展，也可沿牙骨质生长线向周围扩展，使表层牙骨质剥脱，形成浅碟状缺损。

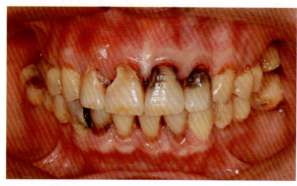

图 1-1　根面龋

根面龋常位于龈下，不易被发现，初期患者无明显自觉症状，但牙骨质剥脱后根面龋可很快侵犯牙本质，患牙可出现与冠部龋相似的临床症状，临床上患者常以冷热刺激痛为主诉就诊（图1-1）。轻探时脱矿的牙骨质或牙本质地松软，使用挖器可以去除片状牙体组织。如龋进程减慢，脱矿的组织再矿化后则探诊质地较硬、颜色变深。由于牙骨质生长线环绕牙根，因此相邻多个龋洞可逐渐融合，形成围绕牙颈部的范围较大的环形龋损。

临床检查中，利用探诊感受根部牙体组织的质地从硬变软是判断根面龋病变进展的最佳预测指标。然而，探诊仍是比较主观的临床检查，在根面龋发展过程中，也容易忽略牙本质质地的微小变化，因此有学者提出更全面的根面龋评分体系，用以区别活动性根面龋和非活动性根面龋，从而有针对性地开展治疗。该体系包含4个临床指标：①探诊，轻探龋损组织质地，分别为坚硬（0分）、皮革样（2分）、质地软（3分）；②判断是否形成龋洞及龋洞边缘形态，未形成龋洞或龋洞边缘探诊平滑（1分）、龋洞边缘不规则（2分）；③根面龋与牙龈缘的距离，≥1 mm（1分）、<1 mm（2分）；④龋损组织颜色，深棕色/黑色（1分）、浅棕色/淡黄色（2分）。将各项得分累计得到总分，3～5分为非活动性根面龋，6～9分为活动性根面龋。临床上应重视活动性根面龋，及时采取有效的治疗方法和干预措施，阻止龋病发展。针对该评分体系需要注意的是：使用锋利探针进行探诊可能对脱矿但尚未形成龋洞的早期根面龋造成不可逆的损伤，建议使用钝头探针轻柔探查可疑根面龋；牙龈上皮和暴露的牙根表面所包围的区域形成菌斑滞留区，产酸微生物易定植于此，导致根面龋的发生及发展，因此，根面龋越靠近龈缘，所处的微生态环境越复杂，龋的活动性越高；根面龋的颜色与根面龋活动性的相关度较低，一些活动性根面龋也可呈棕黑色外观。

三、老年人龋病的预防

老年人口腔卫生保健的基本目标是至少应保持20颗功能牙，维持最基本的口腔功能状态，或者通过最低限度的修复，尽可能康复口腔功能，提高老年人的生活质量。由于老年人口腔卫生状况普遍较差、口腔疾病发展变化速度快、口腔功能亦差，因此应定期对老年人进行口腔检查与洁治，以预防口腔疾病的发生和保护口腔功能。首先，一般应每6个月检查1次，有条件的最好每3个月检查1次，以便发现问题、及时治疗，并通过个人积极参与口腔保健活动来维持口腔健康；其次，及时修复缺失牙，减轻余牙的咀嚼力负担，恢复口腔基本功能。老年人性格带有主观独特性，定期进行口腔检查时要充分理解老年人的心理，具备耐心、细心与责任心，使其信赖并促进相互合作。

（一）一级预防

1. 刷牙是保持口腔清洁、去除牙菌斑的重要自我保健方法。刷牙不仅可以去除菌斑和软垢，而且还能借助牙刷的按摩作用增进牙龈组织的血液循环和上皮组织的角化程度，增强牙周组织对局部刺激的防御能力，维护牙龈健康。

2. 牙线是由合成纤维制成的线或带，可用于去除牙齿邻面及固定修复装置龈面的菌斑及（或）食物残渣。

去除后可增加龋病发生（图 1-2）。

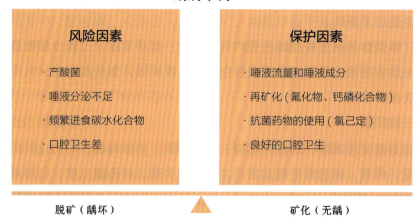

图 1-2 龋病平衡

1. 社会、经济与教育因素。患者的依从性和龋病风险行为管理会受到社会经济地位与教育水平的影响。良好的依从性与行为管理能够有效降低患者的龋病发生风险。社会、经济与教育情况对群体水平具有一定的预测性，但对个体水平的预测通常不太准确。

2. 全身因素。患者的全身健康状况可影响患龋病的风险。例如接受放疗或化疗的患者免疫功能受损，进而导致其患龋病风险升高。患者免疫功能的降低需要采取更多的预防措施，其中包括更频繁的复诊。

3. 口腔局部因素。口腔局部因素是直接判断龋病活跃性的重要参考指标，能为临床医师制订治疗方案提供参考，是龋病风险评估中的重要因素。口腔局部因素包括可见的龋洞、白垩斑、牙釉质棕色斑块、根面暴露、深窝沟、固定或活动义齿、接触不良及存在悬突的不良修复体等。

4. 唾液因素。唾液能抑制、稀释及杀灭细菌，缓冲细菌产生的酸，并为脱矿的牙釉质提供再矿化所需的钙磷离子。唾液分泌减少更易患龋，在口干症患者人群中，唾液分析结果可以作为龋病风险预测因素，尤其适用于牙龈退缩的老年人群根面龋的风险预测。

5. 微生物因素。微生物是龋病发生的主要病因。微生物通常以牙菌斑的形式存在于牙面，因此，牙菌斑的聚集量、位置是龋病风险评估的重要因素。利用补充实验分析菌斑生物膜中细菌的组成可以帮助确定患者的龋病风险水平。CAMBRA（caries management by risk assessment）、CAT（caries-risk assessment tool）、Cariogram 等龋病风险评估系统均将唾液或牙菌斑中的变异链球菌和乳酸杆菌作为检测指标。

6. 氟保护因素。氟化物能增强牙体组织抑制脱矿的能力，降低龋病的发病率。因此，氟化物的使用情况是龋病风险评估的组成部分。氟保护因素包括氟的使用频率以及氟的使用形式，如含氟牙膏、含氟漱口水、饮水加氟、定期专业用氟等。

7.饮食因素。过量和频繁地摄入蔗糖为产酸耐酸菌定植提供了有利条件，致使龋菌数量和代谢产物明显增加，打破了口腔微生态的平衡，降低了牙菌斑生物膜 pH，从而增加了患龋的风险。

（三）非手术治疗（二级预防）

非手术治疗是采用药物或再矿化等技术终止或消除龋病的治疗方法。非手术治疗主要适用于：①牙釉质早期龋，未出现牙体组织缺损者。②牙釉质早期龋，形成较浅的龋洞，损害表面不承受咀嚼压力，也不在邻面触点内。③静止龋，致龋环境消失，龋损不再进展。点隙内的龋损，由于面磨损，已将点隙磨掉；邻面龋由于邻接牙已被拔除，龋损面容易清洁，不再有菌斑堆积。

1.药物治疗。药物治疗是采用化学药物治疗龋损，终止或消除病变。

（1）适应证：①恒牙牙釉质早期龋，尚未形成龋洞者，特别是位于易清洁的平滑面，如颊、舌面龋损。②静止龋，如猞面点隙龋损，由于咬合磨耗，将点隙磨掉，呈浅碟状，使龋损环境消失。

（2）常用药物：①氟化物。常用的氟化物有 75% 氟化钠甘油糊剂、8% 氟化亚锡溶液、酸性氟磷酸盐溶液（acidlulated phosphate fluoride，APF）、含氟凝胶（如 1.5% APF 凝胶）及含氟涂料等。氟化物对软组织无腐蚀性，不会使牙变色，安全有效，前后牙均可使用。②硝酸银。常用制剂有 10% 硝酸银和氨硝酸银。硝酸银与人体组织和细菌的蛋白结合形成蛋白银沉淀，低浓度时有收敛、抑菌作用，高浓度时能杀灭细菌，有较强的腐蚀性，也可造成牙齿变色，只用于乳牙和后牙，不用于牙颈部龋，避免对牙龈的损伤。

（3）治疗方法：①磨除牙表面浅龋，暴露病变部位。②清洁牙面，去除菌斑和牙石。③隔湿，吹干牙面。④涂布药物。

2.再矿化治疗。再矿化治疗（remineralizative therapy）是采用人工方法使脱矿的牙釉质或牙骨质再次矿化，恢复其硬度，终止或消除早期龋损。牙釉质早期龋再矿化多采用人工再矿化液来治疗，可以获得一定疗效。

（1）再矿化液的组成：主要含有不同比例的钙、磷和氟。再矿化液中钙与磷的含量和比例对龋损再矿化的程度和范围有明显影响，加入氟可明显促进釉质再矿化。再矿化液 pH 值一般调至 7。

（2）适应证：①光滑面早期龋，白垩斑或褐斑。②龋易感者，可作预防用。

（3）治疗方法：①配制成漱口液，每日含漱。②局部应用。清洁、干燥牙面，将浸有药液的棉球置于患处，每次放置几分钟，反复 3 ~ 4 次。

3.渗透树脂治疗。渗透树脂治疗（resin infltration）是一种阻止早期龋发展的新技术，为龋病光滑面和邻面的非洞病损提供了微创的治疗方法。高渗透性、低黏度、高表面张力的光固化渗透树脂材料通过毛细虹吸作用浸润到脱矿牙釉质的多孔隙结构中，封闭酸性物质入侵和矿物质溶解流失的通道，在病损内部形成屏障，最终起到再矿化和治疗早期龋的作用。

（1）适应证：牙光滑面或邻面早期未成洞的牙釉质白垩斑病损。

（2）材料组成：目前常用的渗透树脂治疗，其材料主要包括酸蚀剂（15%HCl）、干燥剂（乙醇）和渗透树脂三部分。渗透树脂主要由双酚 A 甲基丙烯酸缩水甘油酯、二甲基丙烯酸三甘醇酯、光敏剂和溶剂 Z 醇组成。

（3）治疗方法：①清洁牙面。②术区隔湿隔离唾液，干燥患龋牙面。对于邻面早期龋的患牙，需用楔子将患牙和邻牙分离开。③患龋牙面涂布酸蚀剂酸蚀 2 分钟。④清水冲洗 30 秒，吹干，涂布干燥剂 30 秒，再吹干。⑤用专用装置涂布渗透树脂，静置 3 分钟后去除表面多余的树脂材料，并使用光固化技术固化树脂 20 ~ 40 秒。⑥抛光和完成，使用抛光杯对处理过的牙齿进行抛光，以改善牙齿的光泽度和触感。整个过程可能需要大约60 分钟的水化时间，以确保牙齿能够充分吸收水分并恢复其自然状态（图 1-3）。

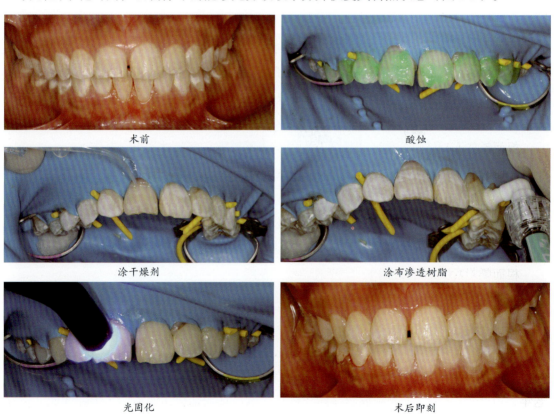

术前　　　　　　　　　　　　　　　酸蚀

涂干燥剂　　　　　　　　　　　　　涂布渗透树脂

光固化　　　　　　　　　　　　　　术后即刻

图 1-3　渗透树脂治疗

（四）牙体修复与材料选择的原则

正确选择和使用充填材料是牙体修复治疗的关键。用于牙体修复的材料种类很多，有金属材料、复合材料、陶瓷材料等。临床上根据牙齿的部位、窝洞的位置、材料的性能以及患者口腔状况等多种因素，选择适当的材料，恢复牙齿的形态与功能。

1. 牙齿的部位。前牙充填材料重点考虑美观，应选与牙颜色一致的牙色材料，如复合树脂、玻璃离子水门汀（glass ionomer cements，GIC）。后牙首先保证有足够的机械强度和耐磨性能，可选用后牙复合树脂。对龋易感患者，可选用含氟化物的防龋充填材料。对于使用 GIC 修复的根面龋，仅使用非创伤性修复治疗（atraumatic restorative treatment，ART），即仅用手用器械去除龋坏组织，避免牙钻产生噪声给患者带来紧张感以及冷水对牙髓的刺激的方法。ART 手部器械是一种与传统旋转器械同样有效的预备方法，但较大的修复体存在较高的失败率，通常是由移位引起的。

2. 窝洞所在部位和承受的咬合力。后牙涉及殆面的缺损，因承受咬合力，应选用耐磨性强的后牙复合树脂或银汞合金；前牙唇面的缺损，应选用美学性能更好的复合树脂；牙颈部的缺损，可选用通用型复合树脂。

3. 患者情况。根据患者的健康状况、经济情况、对美观的要求和个体龋易感性选用不同的充填材料。

4. 其他因素。考虑所充填的牙齿在口腔的存留时间以及对颌牙已采用的充填材料的种类，保留短时间的牙选用暂时性充填材料。有金属嵌体或冠修复的对颌牙，原则上不选用银汞合金以防止不同金属充填体接触时产生的电流刺激牙髓。

（五）修复根面龋

根面龋如有以下情况：疼痛、敏感等主观症状；二级预防失败，根面龋发展；已形成龋洞的活动性根面龋；复发性根面龋；牙髓可能受累的根面龋；无法进行有效的菌斑控制；有美观诉求等，通常需采用手术方法进行充填治疗，防止根面龋进一步发展，维护患牙的咀嚼功能。

1. 去腐。

根面龋对冷热刺激敏感性高，采用高速牙钻去腐治疗前应告知患者可能出现的不适，操作过程中应动作轻柔，必要时可在局部麻醉下操作。牙本质龋外层有细菌感染时应将其去除；内层存在脱矿和再矿化，无细菌感染，可以再矿化，应予保留以防止去腐时露髓。伴随牙髓的增龄性变化，老年人髓腔钙化缩小，去腐后隐约可见髓腔形态，但洞底质地硬，未探及穿髓孔，牙髓活力电测试反应同对照牙，临床上应予以保护洞底深层牙本质。对于老年人根面龋，多为口大底小的浅碟状龋坏，可以采用非创伤性修复治疗。但 ART 可能在洞缘遗留脱矿的牙体组织，导致微渗漏；或遗留龋坏组织，在洞壁内继续发展形成继发龋。应用化学去腐药物可以弥补 ART 的不足，去龋凝胶（carisolv）的主要成分为次氯酸钠和多种氨基酸的混合体，可以选择性破坏龋洞腐质中的不饱和胶原纤维，软化龋坏牙本质，之后使用锐利的挖器轻柔去除即可。整个治疗过程不需要或只需要少量麻醉辅助去腐，疼痛程度低于传统牙钻去腐。此外，去龋凝胶去腐后牙体表面粗糙，且与牙钻去腐不同，去龋凝胶去腐不导致牙本质变性形成过厚的玷污层，有利于增强粘接效果。因此，ART 联合化学去腐，可以简化治疗过程，降低患者的痛感和紧张情绪，尤其适用于全身条件较差或对口腔治疗恐惧的老年患者。

2. 术区隔离。

根面龋术区易受渗出的龈沟液污染，且龈壁可能被游离龈覆盖，术区可视范围小。如何有效暴露且隔离术区，防止修复材料与粘接过程受到唾液、龈沟液等影响，是根面龋治疗中的关键点和难点。如果患者的牙周情况较差，牙龈炎、牙周炎导致的龈沟液渗出量增加，牙龈出血可使隔湿更加困难，在修复治疗前应先进行牙周治疗。橡皮障法是最理想的术区隔离方法。如根面龋仅位于牙颈部，可以选用 212 号或 B4 号橡皮障夹进行术区隔离。如颊侧根面龋累及龈下，不利于放置橡皮障夹，可以参考 Owens 提出的方法，用平喙正畸钳将 212 号橡皮障夹的颊侧喙向根方弯曲，使其能稳定卡抱在龈下的牙面上，有效推开颊侧牙龈、暴露根面龋。该方法在前牙和后牙均适用。排龈最常用的方法是机械排龈和化学药物排龈。排龈线是最常用的机械排龈法，内含止血和血管收缩药物以缓解牙龈出血，可获得 0.19 ~ 0.23 mm 的牙龈退缩量，牙根暴露者可获得的龈沟深度较浅，且易破坏上皮附着从而导致额外的创伤。化学药物排龈（如排龈膏）是更微创的排龈方法，其主要成分为高岭土和氯化铝，具有良好的收敛止血作用，牙龈退缩量为 0.02 ~ 0.46 mm，但有报道显示排龈膏可能削弱来自酸蚀粘接系统的粘接强度，使用后需注意冲洗和清理，或辅以磷酸酸蚀再次清洁牙面。

上述方法仍无法完善隔离的根面龋，需采用牙龈翻瓣的方法暴露术区，在牙龈上做两个垂直切口及连接两个垂直切口的沟内切口，翻瓣暴露术区止血后完成根面龋充填。该方法具有一定的侵入性。

3. 修复。

根面龋的边缘可能同时涉及牙骨质、牙本质和牙釉质，临床上尚缺乏能同时与这些组织产生牢固粘合的材料，因此修复往往具有挑战性。目前最常用的根面龋修复材料是 GIC、树脂改良型 GIC（resin-modified GIC，RMGIC）和复合树脂。GIC 能与牙体组织间形成化学性结合，无须使用粘接剂，尤其适用于不易隔湿的邻面根面龋或龈下根面龋，能抵抗一定的潮湿环境和牙面污染，并通过释放氟离子防龋，且费用较低，可以在口腔诊所和社区口腔保健中心等多数医疗机构中使用。但 GIC 的缺点是固化时间短，可操作性较差，溶解度高，易发生表面龟裂，若操作不当则失败率较高。GIC 充填后需要涂布保护剂（如凡士林），以防止材料在固化早期吸收水分而发生溶解，终末抛光应至少在 GIC 充填 24 小时后进行。RMGIC 结合了 GIC 和复合树脂的优点，具备释放氟和再摄氟的能力；与 GIC 相比降低了材料的溶解度，更耐磨；固化早期对水的敏感性降低，固化时间延长，便于操作；可以在固化后即刻进行抛光，更美观。此外，牙根易受力发生屈曲，为减少根面龋充填后材料脱落，应尽可能选择与牙体组织弹性模量相近的修复材料，因此，弹性模量较低的高黏度 GIC 和 RMGIC 被认为是修复根面龋较佳的材料选择。

与上述两种材料相比，大部分复合树脂不含氟，防龋性较弱。近年来，一些添加了甲基丙烯酸十六烷基二甲胺和无定形磷酸钙纳米颗粒的改性树脂能抵抗根面龋生物膜的酸性环境，促进钙磷释放，抑制脱矿，维持牙本质硬度，未来值得进一步关注。复合树脂与牙体组织之间的粘接强度高于 GIC 和 RMGIC，且颜色与牙体相近，更适用于能严格控湿或同时累及牙釉质、影响美观的唇颊侧根面龋。流体树脂弹性模量低，能缓冲和吸收应力。有研究认为，与膏状树脂相比，流体树脂更适用于颈部或根面龋的充填。需要注意的是，复合树脂的聚合收缩可能引起边缘微渗漏导致继发龋，临床上应分层充填以降低收缩率。对于同时累及牙釉质和根面的龋坏，或根面龋部分位于龈下，为避免血液、龈沟液对复合树脂粘接的影响，可联合应用 GIC 和复合树脂分别修复根面及牙釉质龋损（图 1-4）。

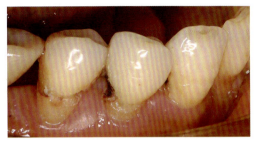
术前

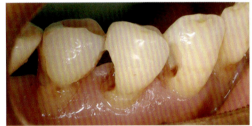
机械 +ART 去龋后

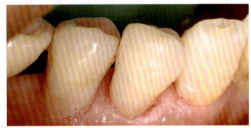
GIC 和树脂充填术后

图 1-4 根面龋修复

（六）根面龋的姑息治疗

对于一些有认知障碍、身体衰弱、丧失行动能力或处于生命末期的老年人患有的多发活动性根面龋，围绕根面龋病变是否需要充填治疗的决策就不能只限于对病变本身的考量，还应基于患者的社会和个人背景以及从生命关怀的角度综合考虑，因此对于已形成龋洞的多发性根面龋的特殊老年患者，如何将活动性龋通过非侵入性手段快速转变为静止性龋更具实际意义。38% 氟化氨银价格低、局部应用操作简单，银离子可抑制生物膜的生长，氟化物则可促进矿物质形成，银离子和氟离子也可抑制胶原酶活性，保护胶原免于降解，能较其他氟化物更有效地阻止根面龋的发展。也有学者认为，氟化银与氟化铵银相比，对软组织的刺激性更低；氟化亚锡的锡离子能抑制基质金属蛋白酶，防止胶原降解；40% 氟化

三、护理目标

1. 防止龋病的进一步恶化，促进口腔健康。

2. 提高患者对预防龋病和保持口腔健康知识的认识。

3. 减轻患者对牙科治疗过程或龋齿疼痛的恐惧和担忧。

4. 预防或减轻慢性牙髓炎、慢性根尖周炎等潜在并发症的发生。

四、护理措施

（一）光固化复合树脂修复术护理操作配合

1. 适应证。

（1）龋病。浅龋、中龋、深龋、根面龋。

（2）非龋性牙体缺损。磨损、牙隐裂、酸蚀症、外伤性牙体缺损。

（3）美学修复。改善前牙形态和颜色、修复牙齿形态不规则。

2. 护士准备。

（1）服装鞋帽整洁，戴口罩，指甲要干净，用流动水洗手。

（2）熟悉牙体硬组织病治疗方法与护理步骤。

3. 环境准备。

（1）诊室环境。诊室环境整洁、明亮、安全、舒适，适宜的温度、湿度。

（2）操作台面。选择清洁、宽敞、固定的操作台面，用消毒液擦净操作台面。

4. 患者准备。

（1）口腔健康状况评估。

（2）牙齿状况评估。

（3）过敏史评估。

（4）心理护理。①护士需要耐心向患者解释并给予指导，讲解光固化复合树脂修复术的基本步骤，让患者了解本次治疗的目的、意义、治疗程序，消除患者顾虑和恐惧心理，使之能够更好配合操作。②及时与患者沟通，在治疗前说明操作过程中可能出现轻微酸痛，使患者有心理准备。③指导患者在治疗过程中用鼻呼吸，避免误吞碎屑及细小治疗器械等。如有不适举左手示意，不可随意起身等，以免不慎被器械损伤。

5. 物品准备。

（1）常规用物，包括一次性口腔治疗盘（探针、口镜、镊子、胸巾）、三用枪、纸杯、护目镜、防污膜、高速涡轮手机、低速涡轮手机、一次性吸引器、适配车针、棉球、凡士林（图 1-5）。

（2）窝洞充填用物，包括比色板、垫底材料、充填器、酸蚀剂、粘接剂、涂药小毛刷、小号成型片、光固化灯、咬合纸、抛光杯（图1-6）。

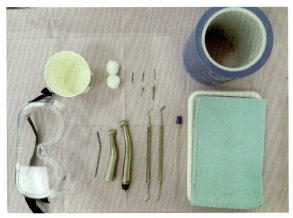

图1-5 常规用物

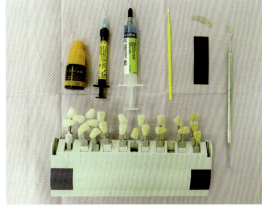

图1-6 窝洞充填用物

（3）橡皮障隔离用物，包括橡皮障布、橡皮障钳、橡皮障夹、打孔器、橡皮障打孔定位模板、面弓、牙线、橡皮障固定楔线（图1-7）。

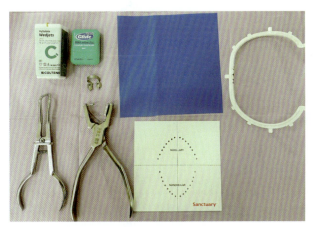

图1-7 橡皮障隔离用物

6.治疗中配合。

光固化复合树脂修复术护理操作配合见表1-1。

表1-1 光固化复合树脂修复术护理操作配合

操作流程	护士配合流程
1.治疗前准备	
（1）做好心理护理	向老年患者解释治疗目的，取得患者配合
（2）协助患者保持舒适	贴防污膜，核对患者病历及姓名，引导患者缓慢坐在治疗椅上，系好胸巾，调节椅位及灯光。洗手，戴口罩、手套，整理准备好的一次性治疗盘及其他所需用物及器械
（3）凡士林润滑口角	用凡士林棉签润滑患者口角，防止口镜牵拉引起患者不适

续表

操作流程	护士配合流程
2. 协助安装橡皮障	注意橡皮障布切勿遮盖患者鼻部
3. 去龋与窝洞制备	
（1）机头准备	连接高速涡轮手机和低速手机机头，安装去龋车针，机头空转30秒以去除多余的润滑油
（2）调整术野灯光	根据需要，旋转灯头，以确保光束直接照射在工作区域。注意避免灯光直射患者眼睛，防止不适
（3）高速涡轮手机去龋备洞	护士强弱吸配合及时吸唾，注意吸唾位置以免引起患者恶心
（4）低速手机去龋备洞	护士手持一块酒精纱布，及时清理车针上的碎屑
4. 隔湿	传递棉球隔离，及时协助唾液，用气枪吹干牙面。隔湿很重要，贯穿整个治疗过程，否则会影响充填效果
5. 酸蚀	协助医生将酸蚀剂涂于已经备好的牙釉质上，酸蚀15～20秒，用气水枪彻底冲洗酸蚀牙面，最少20～30秒，注意不要接触酸蚀过的地方，以免污染而降低固位能力。护士持吸引器管将患者口中的唾液及水及时吸净
6. 复合树脂充填	
（1）再隔湿	继续协助医生隔湿干燥牙体，传递棉球隔离，及时协助吸唾，用气枪吹干牙面
（2）涂布粘接剂	递沾取粘接剂的小毛刷予医生，准备光固化灯
（3）复合树脂分层填充	①按预先选定好的牙色，用充填器取出适量的树脂，传递给医生进行充填 ②传递光固化机照射，递探针检查是否固化 ③每次充填树脂厚度一般不超过1.5 mm，填一层树脂光固化一层，因树脂过厚，若仅光照其表面凝固，而底层仍未聚合，将影响疗效
7. 抛光和修整	依次传递抛光和修整车针，橡皮轮蘸取抛光膏，将复合树脂抛光至玻璃样光泽度。传递探针检查
8. 调𬌗	传递咬合纸，引导患者正确咬合，观察和调整充填物的咬合关系
9. 治疗结束	
（1）术后护理与患者指导	①调整至舒适体位，嘱患者漱口，以清除口内残留的修复材料 ②取镜子给患者，协助整理面容 ③交代注意事项。预约复诊时间

续表

操作流程	护士配合流程
（2）整理用物	①清洁工作区域，撤胸巾、防污膜 ②冲洗高速手机头、痰盂及牙椅排水管道 ③整理治疗盘及一次性物品。口镜、探针、镊子等锐器放入锐器盒，可重复使用的器械进行预处理、分类放置 ④更换手套，消毒使用后物品表面，牙椅复位
（3）清洁消毒	原则是从洁到污、由近到远。取消毒液，手接触点及牙椅污染处，排水管道接头，痰盂外周，检查其他地方如有污染及时消毒。弃手套于感染垃圾袋中
（4）洗手和个人清洁	按照七步洗手法洗手，弃去口罩和手套

7. 护理配合要点。

（1）使用光敏灯时的安全措施。医护人员及患者均应戴护目镜。光敏灯的工作头端应使用一次性避污薄膜，且应定期检查输出强度和光照时间。

（2）酸蚀剂和粘接剂的使用。根据不同酸蚀剂和粘接剂的要求，进行 20 ～ 30 秒的处理，然后用弱至中等强度的气流彻底干燥。粘接剂光照射 10 秒，使其固化。不要混合使用处理剂和粘接剂，应分别单独使用。

（3）防止粘接剂固化。窗外的自然光和牙椅灯也能使粘接剂固化，因此蘸取后要马上使用，使用后要迅速盖好粘接剂瓶盖，防止粘接剂挥发。

（4）选择垫底材料。当牙体备洞近髓时，在有牙本质暴露的地方应用光固化氢氧化钙垫底，禁用氧化锌丁香油黏固粉，因为丁香油对复合树脂有阻聚作用。

（5）在充填过程中，不要将树脂来回翻动，以免产生气泡。在整个充填过程中，护士应始终吸唾，保持隔湿干燥。

（二）玻璃离子水门汀直接修复术护理操作配合

玻璃离子水门汀直接修复术是一种修复牙齿缺损的方法，通过清洁和预备缺损部位，隔离并调制适量的玻璃离子水门汀，逐层填充并压实，塑形和修整填充体，最后进行抛光和咬合调整，以恢复牙齿的形态和功能。这种修复方法具有良好的生物相容性和美观性，能够有效修复牙齿缺损。

玻璃离子水门汀直接修复术的适应证、护士准备、环境准备、患者准备同"光固化复合树脂修复术"。

1. 物品准备。

（1）常规物品准备，同"光固化复合树脂修复术"。

（2）玻璃离子水门汀修复材料准备，包括玻璃离子水门汀粉和液、塑料调拌刀、调拌纸、水门汀充填器、棉签、凡士林（图1-8）。

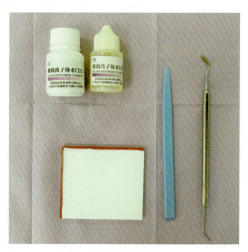

图 1-8　玻璃离子水门汀修复材料

2. 治疗中配合。

玻璃离子水门汀直接修复术护理操作配合见表1-2。

表 1-2　玻璃离子水门汀直接修复术护理操作配合

操作流程	护士配合流程
1. 治疗前准备	同"光固化复合树脂修复术"
2. 去龋与窝洞制备	同"光固化复合树脂修复术"
3. 隔湿	传递棉球隔离，及时协助吸唾，用气枪吹干牙面
4. 牙髓保护	传递相应垫底材料及充填器
5. 玻璃离子水门汀充填	
（1）调拌玻璃离子水门汀	将玻璃离子水门汀粉末与液体按照比例混合，直至形成均匀的面团状
（2）用水门汀充填	传递水门汀充填器予医生，将调拌好的玻璃离子水门汀面团填入牙齿缺损部位
（3）凡士林棉签	将凡士林棉签传递给医生，对玻璃离子水门汀有保湿和隔离作用
6. 调𬌗	同"光固化复合树脂修复术"
7. 治疗结束，整理用物	同"光固化复合树脂修复术"
8. 抛光和修整	同"光固化复合树脂修复术"

3. 护理指导。

（1）嘱患者24小时内避免用患侧咀嚼。

（2）嘱患者保持口腔卫生，不适随诊。

（三）涂布氟化物护理操作配合

氟化物在预防龋病方面发挥着重要作用。涂氟可以预防龋病的发生，还能有效增强牙齿的抵抗力，对于牙齿敏感以及龋病风险较高的老年人群作用显著。

涂布氟化物护理操作的护士准备、环境准备、患者准备同"光固化复合树脂修复术"。

1. 适应证。

（1）高龋病风险。

（2）牙齿敏感。

2. 物品准备。

（1）常规用物，包括一次性口腔治疗盘（探针、口镜、镊子、胸巾）、三用枪、纸杯、一次性吸引器、防污膜、护目镜、棉签、凡士林。

（2）氟化物涂布用物，包括氟化泡沫、一次性托盘。

3. 治疗中配合。

涂布氟化物护理操作配合见表1-3。

表 1-3 涂布氟化物护理操作配合

操作流程	护士配合流程
1. 治疗前准备	同"光固化复合树脂修复术"
2. 清洁牙齿表面软垢	递棉签予医生
3. 准备涂氟用物	轻摇氟化泡沫，挤入一次性托盘，涂抹均匀
4. 放置托盘于患者牙列	恢复患者体位为坐位 放置氟化泡沫托盘于患者牙列，嘱患者轻轻咬合4分钟 及时吸唾
5. 取出托盘，擦除牙表面的氟化泡沫	
6. 治疗结束，整理用物	同"光固化复合树脂修复术"

4. 护理指导。

（1）嘱患者禁食禁水30分钟。

（2）嘱患者保持口腔卫生，不适随诊。

（四）渗透树脂修复术的护理操作配合

渗透树脂修复术是一种微创的牙齿修复技术，主要用于治疗早期龋齿和牙齿白斑。该技术通过将低黏度的树脂渗透到牙齿病变区域，以阻止龋病进展和改善牙齿的外观。

渗透树脂修复术的护士准备、环境准备、患者准备同"光固化复合树脂修复术"。

1. 适应证。

（1）牙釉质龋。

（2）牙釉质脱矿。

（3）牙齿敏感。

（4）牙釉质发育不全。

（5）窝沟封闭失败后残余龋。

2. 物品准备。

（1）常规用物准备同"光固化复合树脂修复术"。

（2）渗透树脂用物准备，包括透明成型片、牙线、渗透树脂、涂布渗透树脂专用装置、光固化灯、抛光杯。

3. 治疗中配合。

渗透树脂修复术的护理操作配合见表1-4。

表1-4　渗透树脂修复术的护理操作配合

操作流程	护士配合流程
1. 治疗前准备	同"光固化复合树脂修复术"
2. 协助安装橡皮障	注意橡皮障布切勿遮盖患者鼻部
3. 清洁牙齿表面软垢	递慢机予医生
4. 隔湿	传递棉球隔离，及时协助吸唾，用气枪吹干牙面
5. 酸蚀	递酸蚀剂和小棉棒予医生，酸蚀2分钟后至少冲洗30秒，及时吸唾
6. 涂布干燥剂	递干燥剂予医生，待涂布后吹干
7. 观察牙面	如白垩斑依旧明显，须重复酸蚀、干燥步骤
8. 涂布渗透树脂	递成型片予医生，并关闭椅位灯，防止树脂提前固化 递涂布渗透树脂专用装置予医生，静置3分钟，确保材料有足够时间渗透 吹去多余渗透树脂，如无成型片时递棉球和牙线去除
9. 固化	递光固化灯予医生，光固40秒
10. 再次涂布渗透树脂并固化	静置1分钟
11. 打磨抛光	递低速涡轮手机和抛光杯予医生
12. 治疗结束，整理用物	同"光固化复合树脂修复术"

五、护理评价

1. 评估患者龋病是否得到有效控制。

2. 检查经过治疗和护理后，患者的咀嚼功能是否改善，能否正常进食。

3.评估患者因龋病导致的牙痛、口腔不适等症状是否得到有效缓解。

4.评估患者是否建立了正确的口腔卫生习惯，包括刷牙、使用牙线、漱口水等。

5.评估患者是否对龋病的成因、预防和治疗有了正确的认识。

6.评估患者是否遵医嘱进行随访和复查。

（杨冰）

第三节 老年人常见龋病的术后注意事项

一、龋齿充填后注意事项

充填术是修复牙体缺损的常用临床技术，采用牙体外科的手术切割技术，去净龋坏组织，将剩余牙体组织制备成窝洞，用具有可塑性的材料，例如玻璃离子水门汀材料、树脂材料充填到窝洞中，以恢复牙齿的形态和功能。龋齿进行充填后仍需要保护好牙齿，以尽量延长充填体的使用寿命。

1. 术后进食的时间。

（1）树脂充填：龋齿充填术后即可正常咀嚼食物。

（2）玻璃离子水门汀充填：龋齿充填术后2小时内禁食及大量饮水，建议24小时内勿用患牙咀嚼，以防玻璃离子固化不足导致充填体脱落。

2. 勿用患牙咀嚼过硬、过黏食物，特别是牙体缺损较大的患牙，以免发生充填体折断或脱落。

3. 龋病发展到牙本质深层，牙髓很容易被外界包括物理、温度、化学和龋坏牙本质的细菌及其代谢产物所激惹。深龋充填后应避免进食过冷、过热、过硬食物，以免刺激牙髓导致出现牙齿疼痛等牙髓炎的症状。

二、涂氟后注意事项

涂氟的目的是抑制牙齿表面的溶解脱矿和促进再矿化，以提高牙齿的抗龋能力，达到防龋的效果。含氟涂料不仅可预防光滑面龋，而且对邻面龋和窝沟点隙龋也有一定的预防作用。

1. 术后半小时内勿喝水，2小时内勿进食，当日不刷牙，以保证氟化物涂料和牙面的最大接触，达到良好的防龋效果。

2. 建议每3～6个月进行一次涂氟。

三、渗透树脂修复术后注意事项

渗透树脂治疗是一种阻止龋病发展的新技术，其原理是利用低黏性树脂材料的流动性，通过毛细虹吸作用渗入脱矿釉质的多孔隙结构，光固化后树脂可封闭酸性物质入侵和矿物质流失的通道，从而阻止早期龋的进展。渗透树脂修复术后无特别注意事项，认真刷牙、定期复查即可。

四、龋齿充填术后可能出现的不良反应

充填术是龋病治疗的有效方法。在治疗过程中，应根据患牙龋坏程度，作出正确的诊断和制订相应的治疗方案，按照规范程序进行治疗。如果诊断不正确或操作不当，可造成治疗失败。认识可能出现的意外，分析原因，以减少并发症。

1. 术后敏感。牙齿敏感是指牙本质由于温度、压力、化学等外界刺激导致的一种牙齿短暂的、尖锐的疼痛，发作迅速，偶尔也可能伴随着隐痛。

（1）短时间敏感，症状轻者可观察，尽量减少冷、热、酸、甜、咬硬物等刺激，如症状逐渐缓解可不予处理。

（2）不适感长期不能缓解甚至加重，应去除充填物后重新治疗。

2. 术后咬合不适。

（1）短暂不适：补牙后可能出现短期的咬合不适，一般一周左右即可适应，无须特别处理。

（2）长期不适：若不适感长期不能缓解，多因充填物过高，有咬合早接触所致，需要检查咬合，磨除咬合高点，症状即可缓解。

3. 术后疼痛。

（1）冷热刺激痛：刺激去除后即可缓解，可继续观察，尽量减少刺激；若刺激去除后仍持续较长时间，应去除充填物进行安抚治疗，无症状后再重新充填。

（2）自发痛：充填后出现阵发性、自发性疼痛、温度刺激加重疼痛、夜间痛等，应考虑牙髓炎可能，选择适当的牙髓治疗方法。

（3）咬合痛：可能为咬合接触不当导致，需调𬌗；若调𬌗后仍不能缓解，则可能需行牙髓治疗。

4. 充填物脱落。充填物脱落可能是牙体抗力型和固位型不佳、充填方法不当、过早承担咬合力、充填物存在高点等情况导致的，应去除残存充填体，针对存在的问题，重新进行充填。

5. 继发龋。继发龋（recurrent caries）是指使用充填材料治疗龋病后发生在充填体边缘的龋坏，是迄今临床上充填体更换最常见、最重要的原因之一。出现继发龋的主要原因有备洞时未去净龋坏组织、洞缘未在自洁区、微渗漏等，应去除原充填物，去除龋坏组织，修整洞形，重新充填。

6. 牙龈炎。牙龈炎可能是充填体未正确恢复牙齿外形导致的，如充填体悬突等，可局部应用消炎镇痛药物消除炎症，调𬌗、修整外形，尽可能消除致病因素，若症状不能缓解，则应去除原充填物后重新充填。

7. 食物嵌塞。食物嵌塞可能是牙龈萎缩、充填体外形恢复不良导致的，应检查后确定

病因，若是充填物形态恢复不良导致的，需去除原充填物后重新充填或行冠修复等。

8. 牙体折裂。充填后牙体折裂主要是牙体组织本身的抗力不足所致，常见原因包括存在无机釉、薄壁弱尖未降颌、牙体缺损过大、充填物过高等，视情况可采取修整剩余牙体后重新充填、嵌体修复、冠修复等。

五、口腔健康维护

龋病的治疗不是单纯的龋齿充填，还必须考虑患者整体的口腔情况，为患者制订个性化的龋病防治方案。患者自身的口腔健康维护对于控制龋齿是十分关键的。治疗一个龋齿，教育一个患者，使其形成良好的口腔保健习惯，是医者的责任。

1. 含氟牙膏、牙刷选择及更换频率。

（1）建议每天使用含氟浓度高于 1500 mg/kg 的牙膏刷牙两次，可有效防龋。

（2）应选择刷头较小、刷毛硬度为中度或较软、刷毛顶端圆钝的牙刷，牙刷柄长度、宽度适中，具有防滑设计，以达到握持方便、感觉舒适的效果。

（3）牙刷应 1 ~ 3 个月更换一次。

2. 刷牙方法、时间和频率。

每天至少早晚各刷一次牙，每次至少 2 分钟。建议使用巴氏刷牙法，即水平颤动拂刷法，可以有效清除龈沟内和牙面菌斑。其动作要领如下：

（1）将刷头放置于牙颈部，刷毛指向牙根方向（上颌牙向上，下颌牙向下），与牙长轴大约呈 45°角，轻微加压，使刷毛部分进入牙龈沟内，部分置于牙龈上。

（2）从后牙颊侧以 2 ~ 3 颗牙为一组开始刷牙，用短距离水平颤动的动作在同一个部位往返刷动 4 ~ 6 次，然后将牙刷向牙冠方向转动，拂刷颊面。刷完第一个部位之后，将牙刷移至下一组 2 ~ 3 颗牙的位置重新放置继续刷下一部位，注意与前一部位保持有重叠的区域，按顺序刷完上下牙齿的唇（颊）面。

（3）用同样的方法刷后牙舌（腭）侧。

（4）刷上前牙舌面时，将刷头竖放在牙面上，使牙刷前部刷毛接触龈缘，自上而下拂刷。刷下前牙舌面时，自下而上拂刷。

3. 牙线、牙间隙刷、冲牙器使用。

（1）牙线：有助于邻面间隙的清洁。使用牙线时，手指轻轻加力，使牙线到达接触点以下的牙面，将牙线贴紧牙颈部牙面并包绕牙面呈"C"字形，然后上下刮动，清除邻面菌斑及软垢。每个牙面要上下剔刮 4 ~ 6 次，直至牙面清洁为止。

（2）牙间隙刷：常规牙刷难以达到的部位，可选用形态适当的牙间隙刷进行清洁，例如清除根分叉、凹的根面、最后磨牙远中面等部位的牙菌斑，其效果优于牙线。

（3）冲牙器：冲牙器是通过高压脉冲水流冲刷口腔清除牙菌斑及食物残渣，包括牙刷、牙线、牙间隙刷等不易达到的牙缝和牙龈深处。在用餐后通常只需冲洗 1 ~ 3 分钟，就可以把牙缝里的食物残渣冲洗干净。冲牙器的高压脉冲水流还有按摩牙龈的作用。

4. 漱口水的使用。

（1）漱口时间：通常是在饭后漱口，可清除食物碎屑，清新口气，每次含漱 2 ~ 4 口即可。

（2）每次用量：漱口的效果与漱口液用量、含漱力量、鼓漱的次数有关。应根据个人口腔大小含入适量的漱口液，用力鼓漱，才能有效地清除口腔内的食物残渣或异物。通常一次含漱水的用量为 5 ~ 10 mL。

（3）注意事项：有的药物漱口液只用于牙周洁治和手术后，不可作为日常口腔护理用品，不能用于长期漱口。当口腔疾病痊愈后，就应停止使用，以免引起口腔内正常菌群失调和产生抗药性。

5. 饮食习惯。

减少甜食的摄入量和摄入频率，可以降低龋病的发生率。另外，有研究证明均衡摄入蛋白质、矿物质、维生素等营养物质以及适量饮茶有助于维护口腔健康。

六、定期复查

建议老年患者每半年进行一次常规的口腔检查，定期口腔检查的目的在于及早发现疾病。检查的内容包括龋病（　　　　　）、牙周病、口腔黏膜病等，另外还应检查患者的口腔卫生维护情况，并　　　　　户较差者给予相应的指导。

（黄霞）

参考文献

[1] KATZ R V, HAZEN S P, CHILTON N W, et al. Prevalence and intraoral distribution of root caries in an adult population[J]. Caries Res, 1982, 16(3): 265-271.

[2] 吴补领, 赵望泓. 老年根面龋诊疗指南 (讨论稿)[J]. 中华老年口腔医学杂志, 2016, 14(2): 116-119.

[3] 蒋倩. 老年人群根龋和冠部龋口腔微生物群落结构分析 [D]. 重庆：重庆医科大学, 2019.

[4] 刘正, 梁景平, 张国驰. 釉质龋和牙骨质龋的主要菌丛 [J]. 中华口腔医学杂志, 1989, 24(4): 215-217.

[5] VAN HOUTE J, JORDAN H V, LARAWAY R, et al. Association of the microbial flora of dental plaque and saliva with human root-surface caries[J]. Journal of Dental Research, 1990, 69(8): 1463-1468.

[6] SHEN S, SAMARANAYAKE L P, YIP H K. Coaggregation profiles of the microflora from root surface caries lesions[J]. Arch Oral Biol, 2005, 50(1): 23-32.

[7] 彭志翔, 樊明文, 边专, 等. 胶原酶在人工根面龋样损害中作用的超微结构研究 [J]. 临床口腔医学杂志, 2002, 18(2): 86-87.

[8] HARIYANI N, SPENCER A J, LUZZI L, et al. Root surface caries among older Australians[J]. Community Dent Oral Epidemiol, 2018, 46(6): 535-544.

[9] YOSHIHARA A, SUWAMA K, MIYAMOTO A, et al. Diet and root surface caries in a cohort of older Japanese[J]. Community Dent Oral Epidemiol, 2021, 49(3): 301-308.

[10] SEICHTER U. Root surface caries: a critical literature review[J]. J Am Dent Assoc, 1987, 115(2): 305-310.

[11] HARIYANI N, SPENCER A J, LUZZI L, et al. The prevalence and severity of root surface caries across Australian generations[J]. Community Dent Oral Epidemiol, 2019, 47(5): 398-406.

[12] 周学东. 牙体牙髓病学 [M]. 5 版. 北京: 人民卫生出版社, 2020.

[13] 李果, 程兴群, 吴红崑. 老年人根面龋相关危险因素的研究进展 [J]. 中国实用口腔科杂志, 2021, 14(6): 734-738, 744.

[14] 胡硕红, 郑学彬, 李富杰. 老年人根面龋相关危险因素分析及列线图预测模型构建 [J]. 临床口腔医学杂志, 2022, 38(12): 721-724.

[15] 陈慧美, 周学东. 老年口腔医学 [M]. 成都: 四川大学出版社, 2001.

[16] 王珺, 汪俊. 龋病树脂渗透治疗的研究进展 [J]. 口腔材料器械杂志, 2012, 21(4): 211-213.

[17] 程增遂, 邢晓伟, 唐大立, 等. 生物活性玻璃联合粘结剂在老年根面龋预防中的应用 [J]. 粘接, 2022, 49(3): 17-21.

[18] SCHÜPBACH P, GUGGENHEIM B, LUTZ F. Histopathology of root surface caries[J]. J Dent Res, 1990, 69(5): 1195-204.

[19] RAVALD N. Root surface caries[J]. Curr Opin Periodontol, 1994: 78-86.

[20] HU J Y, CHEN X C, LI Y Q, et al. Radiation-induced root surface caries restored with glass-ionomer cement placed in conventional and ART cavity preparations: results at two years[J]. Aust Dent J, 2005, 50(3): 186-190.

[21] 赵爽，刘玉艳 . 老年人根面龋治疗方法现状 [J]. 口腔医学研究 , 2019, 35(3): 230-233.

[22] MAILLET C, DECUP F, DANTONY E, et al. Selected and simplified FDI criteria for assessment of restorations[J]. J Dent, 2022, 122: 104109.

[23] GE K X, QUOCK R, CHU C H, et al. The preventive effect of glass ionomer restorations on new caries formation: A systematic review and meta-analysis[J]. J Dent, 2022, 125: 104272.

[24] MORASCHINI V, FAI C K, ALTO R M, et al. Amalgam and resin composite longevity of posterior restorations: A systematic review and meta-analysis[J]. J Dent, 2015, 43(9): 1043-1050.

[25] CAREY C M. Focus on fluorides: update on the use of fluoride for the prevention of dental caries[J]. J Evid Based Dent Pract, 2014, 14 Suppl: 95-102.

[26] MANTZOURANI M, SHARMA D. Dentine sensitivity: past, present and future[J]. J Dent, 2013, 41 Suppl 4: S3-S17.

[27] KIDD E A, TOFFENETTI F, MJÖR I A. Secondary caries[J]. Int Dent J, 1992, 42(3): 127-138.

[28] ASKAR H, KROIS J, GÖSTEMEYER G, et al. Secondary caries: what is it, and how it can be controlled, detected, and managed?[J]. Clin Oral Investig, 2020, 24(5): 1869-1876.

[29] VAN DIJKEN J W, SJÖSTRÖM S. Development of gingivitis around aged restorations of resin-modified glass ionomer cement, polyacid-modified resin composite (compomer) and resin composite[J]. Clin Oral Investig, 1998, 2(4): 180-183.

[30] TRUONG V M, KIM S, YI Y J, et al. Food impaction in dentistry: revisited[J]. Oral Health Prev Dent, 2023, 21: 229-242.

[31] CHAIPATTANAWAN N, CHOMPU-INWAI P, MANMONTRI C, et al. Tooth Fracture and Associated Risk Factors in Permanent Molars Treated with Vital Pulp Therapy and Restored with Direct Resin Composites: A Retrospective Survival Analysis in Young Patients[J]. Eur Endod J, 2023, 8(1): 37-46.

[32] PAGLIA L, SCAGLIONI S, TORCHIA V, et al. Familial and dietary risk factors in Early Childhood Caries[J]. Eur J Paediatr Dent, 2016, 17(2): 93-99.

[33] FLEMMING J, MEYER-PROBST C T, SPEER K, et al. Preventive applications of polyphenols in dentistry-a review[J]. Int J Mol Sci, 2021, 22(9): 4892.

[34] 李秀娥，王春丽 . 实用口腔护理技术 [M]. 北京：人民卫生出版社 , 2015.

[35] 赵佛容，毕小琴 . 口腔护理学 [M]. 上海：复旦大学出版社 , 2022.

第二章

老年人急性牙髓炎和
急性根尖周炎

第一节　老年人急性牙髓炎和急性根尖周炎的病因、诊断、治疗及预防

一、概述

老年人牙髓疾病与根尖周疾病属于口腔科常见的病症，其成因颇为复杂，相关研究进展备受瞩目。年长患者牙齿和根尖组织的生物学特性，与年轻患者既存在相似点，也存在不同点。这些不同涵盖了老年人牙釉质、根尖周围组织的变化，以及愈合方式、诊断和治疗手段等方面。老年人通常不愿意拔牙，但他们使用口腔健康服务的频次较高，并且期望获得高品质的医疗保健服务。这意味着随着年龄的递增以及更多损害的出现，患上不可逆性疾病的风险也不断升高。当下，针对这类人群开展根管治疗愈发常见，而且这种趋势还将持续。

二、急性牙髓炎和急性根尖周炎的分类

急性牙髓炎是指主要由细菌感染引起牙髓组织的急性炎症。如果牙髓感染没有得到及时控制，毒素可通过根尖孔引起根尖感染。急性牙髓炎的临床特点是发病急，疼痛剧烈，一般镇痛药物效果不明显，如不及时治疗，后期可发展为牙髓坏死。急性根尖周炎是从根尖周牙周膜由浆液性炎症反应到根尖周组织的化脓性炎症的一系列反应过程，可发展为牙槽骨的局限性骨髓炎，严重时还将发展为颌骨骨髓炎，又称为急性化脓性根尖周脓肿或急性牙槽脓肿，是临床所见的最严重的牙病之一。急性根尖周炎可分为两种：一种是急性浆液性根尖周炎，可由牙髓炎或咬合创伤等引起，可发生于活髓牙或失活牙上；另一种是急性化脓性根尖周炎，常由急性浆液性根尖周炎发展而来，也可由慢性根尖周炎急性发作而来。

（一）牙髓病的分类

牙髓病的分类主要包括以下几种。

1. 牙髓充血，分为生理性牙髓充血和病理性牙髓充血。病理性牙髓充血又可分为可复性牙髓炎和不可复性牙髓炎的早期阶段。

2. 急性牙髓炎，如上所述，疼痛剧烈且特点明显。

3. 慢性牙髓炎，包括慢性闭锁性牙髓炎、慢性溃疡性牙髓炎、慢性增生性牙髓炎。

4. 牙髓坏死，多由牙髓炎发展而来，或因创伤、化学刺激等导致牙髓组织失去活力。

5. 牙髓钙化，有髓石形成和弥散性钙化两种形式。

6. 牙内吸收，指正常牙髓组织变为肉芽组织，导致牙体从内部吸收。

（二）根尖周病的分类

根尖周病主要分为以下几类。

1.急性根尖周炎。

（1）急性浆液性根尖周炎，患牙有咬合痛，初期咬紧患牙时疼痛可缓解。

（2）急性化脓性根尖周炎，又分为根尖周脓肿、骨膜下脓肿、黏膜下脓肿三个阶段，疼痛逐渐加剧，后期形成脓肿时会有明显的波动感。

2.慢性根尖周炎。

（1）慢性根尖周脓，多无明显自觉症状，患牙可有咀嚼不适感。

（2）根尖周肉芽肿，一般无明显症状，有时患牙感觉咀嚼无力。

（3）慢性根尖周囊肿，多无自觉症状，囊肿较大时可造成颌骨膨胀。

（4）根尖周致密性骨炎，一般无自觉症状，X线片显示根尖部局限性的不透射影像。

在上述牙髓病和根尖周病中，急性牙髓炎和急性根尖周炎可给老年人口腔健康带来较大的危害，需要及时诊断和治疗，以减轻痛苦，维护口腔健康和全身健康。

（三）急性牙髓炎和急性根尖周炎给老年人带来的影响

1.急性牙髓炎产生的影响。

（1）剧烈疼痛。严重影响老年人的生活质量，导致睡眠障碍、情绪低落，甚至可能加重原有基础疾病，如高血压、心脏病等。

（2）饮食受限。由于疼痛，老年人可能无法正常咀嚼和进食，影响营养摄入，导致身体虚弱。

（3）心理影响。持续的疼痛可能引发焦虑、抑郁等心理问题。

2.急性根尖周炎产生的影响。

（1）局部肿胀和感染扩散。老年人身体抵抗力相对较弱，感染容易扩散，引发面部蜂窝织炎、颌骨骨髓炎等严重并发症。

（2）牙齿松动和脱落。如果炎症得不到及时控制，可能导致牙齿松动，甚至脱落，影响咀嚼功能和口腔美观。

（3）全身健康影响。急性炎症可能导致全身性反应，如发热、乏力等，对老年人的整体健康产生不利影响。

三、老年人急性牙髓炎和急性根尖周炎的病因

（一）细菌感染

细菌感染是老年人急性牙髓炎和急性根尖周炎的最常见病因，多由牙髓病发展而来，细菌通过牙体感染牙髓，进而波及根尖周围组织。少数情况下，感染也可来自牙周病。

（二）物理刺激

1.牙齿受到急剧的外力撞击，或根管治疗器械、根充剂超出根尖孔等，都可能导致根尖周组织受损，引发炎症。

2.过度磨耗、咬合创伤等物理刺激，导致牙体组织暴露或受损，容易引发感染。

（三）免疫因素

1.免疫功能下降，随着年龄的增长，机体的免疫功能逐渐下降，对细菌的抵抗力减弱，容易引发急性炎症。

2.系统性疾病的影响。

（四）其他因素

如牙周病、龋病等慢性疾病的加重，也会导致急性牙髓炎和急性根尖周炎的发生。

四、老年人急性牙髓炎和急性根尖周炎的诊断

（一）临床症状和体征

1.疼痛特点。

（1）急性牙髓炎呈自发性阵发性痛，夜间痛，温度刺激影响疼痛，疼痛剧烈且常突然发作，早期呈间歇性，随后间歇期缩短，逐渐转变为持续性剧痛。

（2）急性根尖周炎呈咬合痛，患牙有浮起、伸长感，疼痛为持续性、自发性、局限性，牙位明确。

2.口腔检查。

（1）全身因素。①发病时间：注意询问患者发病时间，是否有夜间疼痛或冷热刺激痛加重的情况。②疼痛部位：详细了解患者疼痛的部位，以确定病变牙齿。③伴随症状：询问患者是否有头痛、颌面部肿胀、发热、乏力等全身症状。④生活习惯：可能对牙齿健康产生影响，因此应了解患者的饮食习惯和生活方式。

（2）口腔内检查。①视诊：观察牙齿的形态、颜色、松动度、龋坏程度以及牙周情况。②叩诊：轻轻敲击患牙，检查患者是否有疼痛反应。③探诊：使用牙科探针检查根尖周组织，了解病变范围和程度。④牙髓活力测试：测试患牙的牙髓活力，判断牙髓是否坏死。⑤颌面部检查：观察颌面部是否有肿胀、瘘管等根尖周炎的典型表现。

（3）辅助检查。①X线片：拍摄X线片可以观察根尖周组织的病变情况，了解牙槽骨吸收程度和病变预后。②CT或MRI：对于症状严重或难以确诊的患者，可以考虑进行CT或MRI检查，以明确诊断和评估病情。

（二）诊断

1.感染。牙体硬组织因各种原因遭受破坏时，细菌及其毒素侵入髓腔都会引起牙髓发

炎。重度牙周疾病患者的牙周袋深达根尖部，细菌经由根尖孔、侧支根管进入髓腔引起逆行性牙髓炎。

2.龋病。龋病是细菌性疾病，可以继发牙髓炎和根尖周炎，如不及时治疗，病变继续发展，就会形成龋洞。

3.检查发现。急性牙髓炎患牙可查，有近髓的深龋洞或牙体缺损，用探针触碰可引起剧烈疼痛。急性根尖周口腔检查可见患牙叩痛剧烈，甚至松动，扪压根尖相应部位也会引起疼痛。

4.温度测验。急性牙髓炎患牙在早期炎症阶段，其反应性增强；晚期炎症则表现为迟钝。

5.X线检查。急性牙髓炎可能无明显变化。急性根尖周炎可无明显变化或仅有牙周间隙增宽，若为慢性根尖周炎急性发作，可见根尖部牙槽骨破坏的透射影像。

6.其他症状。急性根尖周炎可能伴有全身症状，如发热、白细胞计数增高，严重病例可伴发颌面相应处的蜂窝组织炎。

7.治疗历史。询问患者是否有过牙髓炎病史、外伤史、不完善的牙髓治疗史。

8.社会及心理因素。由于疼痛剧烈，老年人可能更能及时就诊，要求医师尽快解决其痛苦。

（三）鉴别诊断

1.急性牙髓炎的鉴别诊断。

（1）三叉神经痛。二者都有牙痛的表现，但是三叉神经痛温度刺激一般不引起疼痛，且很少在夜间疼痛。

（2）牙龈乳头炎。二者都有牙痛，但是牙龈乳头炎是持续的胀痛，多可定位，同时牙龈乳头局部充血、水肿，触痛更明显。

（3）上颌窦炎。上颌窦炎累及牙齿时也可以出现叩痛等症状，但是上颌窦炎无法查及引起牙髓炎的牙体疾患，同时上颌窦前壁有压痛，并伴有头痛、鼻塞、脓鼻涕等上颌窦的症状。X线检查可见窦壁黏膜影像增厚，可以协助鉴别。

2.急性根尖周炎的鉴别诊断。

（1）急性牙髓炎。急性牙髓炎的临床特点是发病急、疼痛剧烈，检查时多见有深龋等牙体硬组织的实质性缺损，接近牙髓，可见微小穿孔，穿孔处可见脓液或血液渗出。

（2）牙周脓肿。牙周脓肿是位于牙周袋壁或深部牙周组织中的局限性化脓性炎症，并非独立的疾病，而是牙周炎发展到晚期，出现深牙周袋后的一个常见的伴发症状。

（3）颌骨骨髓炎。颌骨骨髓炎是因颌骨受感染而引起的一种疾病，累及范围常包括骨膜、骨皮质以及骨髓组织，临床上常见的有化脓性颌骨骨髓炎，婴幼儿骨髓炎以及放射性骨髓炎。

五、老年人急性牙髓炎和急性根尖周炎的治疗

（一）应急处理

依据病史、口腔检查和辅助检查结果，可以确诊老年人的急性牙髓炎和急性根尖周炎。治疗建议如下。

1. 开髓引流。

（1）急性牙髓炎。急性牙髓炎紧急处理的目的是引流炎症渗出物，并缓解因此而产生的髓腔高压，从而减轻剧烈的疼痛感。在局部麻醉下进行开髓操作，移除全部或大部分的牙髓组织后，放入一个无菌的小棉球并暂封髓腔，患者的疼痛感将会得到即刻缓解。对于单根的牙齿，拔除牙髓后可以进行根管预备和封药，然后再暂封。在牙齿暂封后，应检查是否存在咬合过高的情况，避免因高点造成的牙周损伤，产生新的疼痛。若咬合过高，还可能导致暂封材料脱落，进而使髓腔再次受到感染。

（2）急性根尖周炎。急性根尖周炎的紧急处理包括在局部麻醉下开髓，打通根尖孔，建立引流通道，使根尖部位的渗出物和脓液通过根管引流，以此缓解根尖部的压力，解除疼痛。在进行紧急处理时需要注意以下几点：首先，局部浸润麻醉要避开肿胀部位，否则会引起疼痛和感染扩散，麻醉效果不佳，最好采用阻滞麻醉；其次，正确开髓并尽量减轻车针的振动，可以用手持或印模胶来固定患牙以减轻痛感；再次，初步扩大根管后，使用次氯酸钠溶液进行大量反复冲洗，直到根管内不再有脓液流出；最后，如果根管内脓液持续外流，可以在室内放置无菌棉球开放髓腔，待急性炎症缓解后再进行常规治疗。通常在开放引流 1 ~ 2 天后复诊。应尽量避免长期开放髓腔，从而减少根管暴露在口腔环境中导致的二次感染风险。

2. 切口排脓。

对于进展至骨膜下或黏膜下脓肿期的急性根尖周炎，应在局部浸润麻醉或表面麻醉状态下进行切开排脓。黏膜下脓肿的切开时机最好选择在急性炎症反应的第 4 ~ 5 天，此时局部会有较明显的波动感出现。在不易判断的情况下，可以通过穿刺检查来确定；若穿刺时抽出液体中含脓，则应立即切开排脓。若脓肿位置较深，可适当扩大切口并置入橡皮引流条，每日更换一次，直至不再有脓液排出为止。通常情况下，髓腔开放与脓肿切开排脓可以同时进行，或者也可以先进行髓腔开放，待脓肿成熟后再行切开排脓。掌握好切开的时机极为关键，过早切开会增加患者痛苦且无法达到引流目的；而延迟切开则可能导致病情恶化，引发病变范围扩散及全身性反应。

3. 去除刺激。

针对物理和化学药物刺激导致的根尖周炎，应立即去除刺激来源，通过反复冲洗根管和重新封药来避免再次感染。如果是由根管填充引起的，需检查根管填充情况。如发现根

管超充问题，应去除过多的填充物，并进行封药安抚处理，等待症状缓解后再次进行填充。

4.对咬合问题的调整。

牙外伤导致的急性根尖周炎，需调整患牙使其咬合降低、功能减轻，必要时进行局部封闭或磨改，以期消除牙髓及根尖周症状。对死髓牙和隐裂牙的治疗，也应常规进行调𬌗，以缓解症状并减少牙齿纵向折断的风险。

5.消炎止痛。

一般可通过口服或注射方式使用抗生素或止痛药物，亦可采用局部封闭、理疗以及针灸治疗疼痛。局部应用清热、解毒、消肿、止痛作用的中草药有助于症状消退。虽然口服止痛药对牙髓炎和根尖周炎有一定的缓解效果，但对于剧烈疼痛的急性牙髓炎和急性根尖周脓肿而言，只有在局麻下进行切开引流或排脓手术才能有效解除痛苦。镇痛剂可局部应用，例如将浸有丁香油酚镇痛剂的小棉球置于深龋洞中以缓解牙髓炎的急性症状，待症状缓解后再进行彻底的根管治疗。

（二）根管治疗

根管治疗术（root canal therapy，RCT）是目前治疗牙髓病和根尖周病的最有效、最常用的方法。它采用专用的器械和方法对根管进行清理、成形（根管预备），用有效的药物对根管进行消毒灭菌（根管消毒），最后严密填塞根管（根管充填），并行冠方修复，以控制感染、修复缺损，促进根尖周病变的愈合或防止根尖周病变发生。

1.根管治疗适应证。

（1）不可复性牙髓炎。①急性牙髓炎：牙髓组织受到细菌感染，出现剧烈的自发性、阵发性疼痛，疼痛往往在夜间加重，冷热刺激可使疼痛加剧。由于牙髓炎症严重，难以通过安抚等保守治疗恢复，需要进行根管治疗以去除感染牙髓，缓解疼痛。②慢性牙髓炎：牙髓炎症持续存在，可能表现为长期的隐痛、冷热刺激痛，有时疼痛症状不明显，但牙髓已有不可逆的慢性损害，如牙髓变性、牙髓坏死等，也需要进行根管治疗。③逆行性牙髓炎：牙周袋内的细菌通过根尖孔或侧副根管逆行感染牙髓，导致牙髓炎症。除了有牙髓炎的症状，还伴有牙周组织的炎症和破坏，此时根管治疗结合牙周治疗是必要的措施。

（2）牙髓坏死。牙髓因各种原因（如严重的龋病、牙齿外伤、化学刺激等）发生坏死，但细菌及其产物仍存在于根管系统内，可能会导致根尖周组织的炎症和破坏。虽然患牙可能没有疼痛症状，但仍需进行根管治疗以清除根管内的感染性物质，防止病变进一步发展。

（3）牙体出现内吸收问题。牙内吸收可由牙髓炎症、创伤、活髓切断术或盖髓术后等引起。内吸收导致牙髓腔内壁甚至根管壁的硬组织被吸收破坏，X线片可见髓腔或根管内有不规则的膨大透影区。根管治疗有助于阻止内吸收的进展，保存患牙。

（4）根尖周炎。①急性根尖周炎：患牙有剧烈的咬合疼痛，患牙伸长感，不敢咬合，相应部位的牙龈红肿、压痛，甚至形成脓肿。此时需要通过根管治疗引流脓液，清除根管内的感染源，促进根尖周炎症的消退。②慢性根尖周炎：包括慢性根尖周脓肿、根尖周肉芽肿、根尖周囊肿等。患牙可能没有明显的疼痛症状，但 X 线片可显示根尖周区域有低密度影，表明存在慢性炎症和破坏。根管治疗可以消除感染，促进根尖周病变的愈合和修复。

（5）存在修复需要。①牙齿大面积缺损：如龋坏、外伤等导致牙冠大部分缺损，剩余牙体组织不足以支持修复体（如烤瓷冠、全瓷冠等）的固位，需要先进行根管治疗，增强牙齿的强度，为后续的修复提供良好的基础。②桩核冠修复：当牙齿的牙冠缺损严重，仅依靠剩余牙冠无法提供足够的固位力时，需要在根管内插入桩核来增加固位，而在此之前通常需要进行根管治疗。③正畸治疗需要：某些正畸治疗方案中，如果牙齿需要移动的距离较大或方向特殊，可能会导致牙髓血运障碍，引起牙髓坏死或根尖周炎症。对于这类牙齿，可能会预先进行根管治疗，以预防并发症的发生。

总之，根管治疗的适应证较为广泛，主要目的是消除牙髓和根尖周的感染，保留患牙，恢复其功能。医生会根据患者的具体情况，包括症状、体征、影像学检查结果等，综合判断是否需要进行根管治疗，并制订个性化的治疗方案。

2. 根管治疗的禁忌证。

（1）牙周或牙体严重缺损而无法保存的患牙。

（2）身体比较差无法耐受手术治疗或张口受限的患者。

3. 根管治疗的原则。

根管治疗的原则包括彻底清除根管内的感染源、严格的无菌操作、严密充填根管、保留患牙、尽量保存健康的牙体组织、准确测量根管长度、治疗过程中注意保护根尖周组织、个性化治疗等。具体步骤包括开髓和去龋、根管预备、根管消毒、根管充填等。具体治疗原则如下。

（1）彻底清除根管内的感染源。包括去除所有的牙髓组织、细菌、毒素、坏死组织及其分解产物等。

（2）严格的无菌操作。从治疗开始到结束，包括器械的消毒、术区的隔离和消毒等，都要严格遵循无菌原则，防止细菌再次污染根管。

（3）严密充填根管。用合适的材料将经过预备的根管进行严密的三维充填，以阻止细菌再次侵入，促进根尖周病变的愈合。

（4）保留患牙。尽量通过根管治疗保存天然牙齿，避免不必要的拔牙。

（5）尽量保存健康的牙体组织。在开髓、根管预备等操作过程中，应最大程度地保留健康的牙体结构，以维持牙齿的强度和功能。

（6）准确测量根管长度。确保根管预备和充填的长度合适，既不能超填也不能欠填，以达到良好的治疗效果。

（7）治疗过程中注意保护根尖周组织。避免器械超出根尖孔、过度加压冲洗等操作对根尖周组织造成损伤。

（8）个性化治疗。根据患牙的解剖特点、病变程度、患者的全身健康状况等因素，制订个性化的治疗方案。

4. 根管治疗的步骤。

（1）橡皮障的使用。橡皮障是一种在牙科治疗中用于隔离患牙的工具。它通常由一块具有弹性的橡皮布和固定装置组成。橡皮布质地柔软、有弹性且耐磨损，上面有不同大小和形状的孔。固定装置包括橡皮障夹、橡皮障支架等，用于将橡皮布固定在牙齿周围，从而有效地将患牙与口腔环境隔离开来（图2-1）。

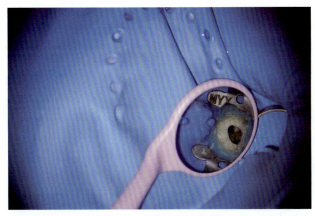

图2-1　橡皮障

使用橡皮障具有多方面的必要性，包括：①隔离患牙，防止唾液污染根管系统，保持术区的干燥和清洁，提高治疗的成功率，避免口腔中的细菌进入根管，减少交叉感染的风险；②保护口腔软组织，防止器械和药物对口腔黏膜、舌、牙龈等造成损伤，避免冲洗液、碎屑等对口腔组织产生刺激或误吞；③提高视野清晰度，橡皮障隔离后，术区清晰可见，有助于医生更准确地操作，提高治疗质量；④提高工作效率，减少了频繁清理唾液和血液等干扰物的时间，使治疗过程更加顺畅高效，安全保障；⑤避免根管治疗过程中器械滑落造成误吞误吸；⑥保障患者安全，保护医护人员，降低医护人员接触患者唾液和血液的机会，减少职业暴露风险。

橡皮障的使用详细方法，包括：①准备工作，医生会用牙线清洁牙齿，并用酒精棉球消毒牙齿及周围的牙龈组织。②放置橡皮障，将橡皮障放置在牙齿和牙龈之间，用橡皮障夹固定。③进行操作，根据需要进行根管治疗或修复治疗等操作。④操作完成后，移除橡皮障。治疗完毕后，先用橡皮障夹钳取下橡皮障夹，然后将橡皮障支架和橡皮布一并取出即可。如果是多个牙齿或邻面洞，则需用剪刀剪除牙间的橡皮布，再除去橡皮障夹，将支架和橡皮布一并取出。⑤用生理盐水冲洗牙齿。移除橡皮障后，医生会用生理盐水冲洗牙齿。

使用橡皮障过程中的注意事项，包括：①打孔的位置、孔的大小、孔间距离和打孔的数目应根据具体情况进行调整；②涂润滑剂可以帮助橡皮障更好地安装和拆卸，同时也可以减少对患者口腔组织的刺激；③在安装橡皮障时，应避免夹伤牙龈，将夹的体部远离术区；④治疗完毕后，应及时拆卸橡皮障，避免其对患者造成不必要的不适。

（2）根管预备。

1）术前准备，包括：①对患者进行全面的口腔检查，包括患牙的龋坏程度、牙周状况、牙齿松动度等，同时评估患者的全身健康状况，以确定是否适合进行根管治疗。②拍摄 X 线片或锥形束 CT（CBCT），了解牙根的形态、长度、弯曲度、根管的数目和走向，以及根尖周病变的情况。这有助于制订预备计划和预估可能遇到的问题。③准备好所需的器械和材料，如各种型号的根管锉、根管扩大针、冲洗液（如生理盐水、次氯酸钠溶液）、润滑剂等，并确保器械的消毒和无菌。

2）开髓和建立直线通路，包括：①准确确定开髓的位置和洞形，既要充分暴露髓室顶，又要尽量保留健康的牙体组织。使用高速涡轮手机和裂钻去除龋坏组织和牙釉质、牙本质，形成进入髓腔的入口。②对于弯曲的根管，可能需要去除部分髓室顶或修整洞形，以建立直线通路，便于器械进入根管。

3）探查根管口，包括：①使用小号的根管锉（如 10 号或 15 号），在髓室底轻轻探查根管口的位置。根管口通常位于髓室底的特定解剖位置，但可能会因牙髓病变或髓石等因素而变得不明显。②可以结合根管口的形态特点（如呈漏斗状）、牙髓的出血点以及根管锉的触感来确定根管口的位置（图 2-2）。

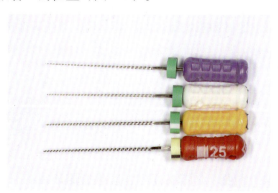

图 2-2　根管锉

4）初步疏通根管，包括：①选择合适型号的根管锉，轻轻插入根管，沿根管的走向缓慢旋转和推进，以初步疏通根管。遇到阻力时，不可强行推进，以免造成根管偏移或器械折断。②对于细小或堵塞的根管，可以使用小号的根管扩大针或超声器械来辅助疏通。

5）测量根管工作长度，包括：①常用的方法有手感法、X线片法和根管长度测量仪法。手感法是凭借医生的经验，当根管锉到达根尖狭窄处时会有轻微的阻力感；X线片法是通过拍摄插有根管锉的患牙X线片，测量根管锉尖端到根尖的距离；根管长度测量仪法则是利用电阻或频率等原理来确定根管长度。②通常会结合多种方法来准确测量根管工作长度，一般会测量多次，以确保结果的准确性（图2-3）。

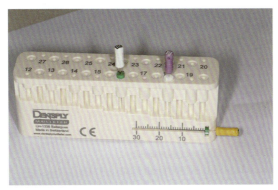

图2-3　测量根管工作长度

6）逐步扩大和成形根管，顺序依次为：①按照从小到大的顺序依次更换根管锉，每次增加1个至2个型号，进行逐步扩大。在扩大过程中，采用提拉、旋转的动作，同时用冲洗液冲洗根管，以去除碎屑和感染性物质。②对于弯曲根管，要预弯根管锉，并采用平衡力法或逐步后退法等技术，避免过度切削弯曲部位的根管壁，导致根管偏移或侧穿。③注意保持根管的原始形态和走向，避免形成台阶、穿孔或过度预备。

7）冲洗和清理，包括：①每更换一次根管锉，都要用大量的冲洗液冲洗根管。次氯酸钠溶液是常用的冲洗液，具有良好的杀菌和溶解组织的作用。冲洗时可以使用注射器和针头，将冲洗液注入根管，并使用根管锉搅动，以增强冲洗效果。②还可以使用超声根管治疗仪进行超声荡洗，进一步提高清理效果。

8）检查和评估，包括：①根管预备完成后，再次用根管锉探查根管，检查根管是否通畅，有无遗漏根管或未预备到位的部分；②通过X线片或CBCT检查根管预备的形状、长度和锥度是否符合要求，根尖狭窄处是否被破坏。

9）根管预备后的处理，包括：①用无菌纸尖吸干根管内的水分，然后在根管内放置消毒药物，如氢氧化钙糊剂，进行根管消毒；②用暂封材料封闭开髓孔，防止唾液和细菌污染根管。

10）老年人钙化根管的处理。老年人钙化根管情况多见，处理具有一定的挑战性，以下是一些常见的处理方法：①术前评估，通过X线片、CBCT等影像学检查，了解根管的走向、钙化程度和范围。②寻找根管口，可以使用显微镜等放大设备，仔细观察髓室底的解剖形态和颜色变化，有助于发现被钙化组织覆盖的根管口，利用染色剂，如亚甲蓝等，使根管口更加清晰可见。③疏通根管，选择小号、柔韧性好的根管锉，如8号、10号K锉或C锉，轻轻探查根管口，以小幅度捻转和上下提拉的动作尝试进入根管。可以使用超声器械，其产生的超声振动和冲洗作用有助于去除钙化组织，疏通根管还可以使用乙二胺四乙酸（ethylene diamine tetraacetic acid，EDTA）等根管润滑剂，帮助器械在根管内的行进。④逐步扩大根管，一旦根管初步疏通成功，逐步更换大号的根管锉，按照根管预备的常规步骤扩大根管。⑤反复确认，在处理过程中，要不断通过X线片或CBCT来确认器械的位置和工作长度，避免侧穿或过度预备。⑥耐心和细致，处理钙化根管需要医生有足够的耐心和细致，避免因急躁而造成不必要的损伤。需要注意的是，钙化根管的处理难度较大，有时可能无法完全疏通或达到理想的治疗效果。医生应根据具体情况尽力而为，以保障患牙的治疗和预后。若实在超出能力范围，可转诊至上级医院处理。

（3）根管消毒。

1）消毒前的准备，包括：①彻底完成根管预备，确保根管内的感染性物质、坏死牙髓组织以及玷污层被尽可能清除干净，为消毒药物的有效作用提供良好的基础；②干燥根管，使用无菌的吸潮纸尖或气枪轻轻吹干根管，但要注意避免过度干燥导致牙本质小管脱水。

2）选择合适的消毒药物，包括：①氢氧化钙糊剂，具有强碱性，能够抑制细菌生长，中和炎症酸性产物，并且可以诱导硬组织形成；②樟脑酚（camphophenique，CP），具有一定的杀菌和止痛作用，但其刺激性相对较大，适用于感染较轻的根管；③甲醛甲酚（formacresol，FC），杀菌作用较强，但毒性和刺激性也较大，使用时需谨慎，目前应用逐渐减少；④碘仿糊剂，对于渗出较多的根管，有较好的收敛和消毒作用。

3）放置消毒药物，方法包括：①借助螺旋输送器或扩大针将消毒药物导入根管内，尽量将药物输送至根尖1/3处；②对于多根管牙，要确保每个根管都均匀地填满消毒药物；③注意药物的填充量，不宜过多，以免加压推出根尖孔。

4）消毒药物的作用时间，包括：①通常为1～2周，但具体时间会根据根管感染的严重程度、消毒药物的种类以及患者的个体差异而有所不同；②对于严重感染的根管，可能需要延长消毒时间。

5）消毒期间的暂封，包括：①用暂封材料（如氧化锌丁香油糊剂）严密封闭开髓孔，防止唾液污染和消毒药物泄漏；②检查暂封的密封性，确保没有缝隙。

6）消毒效果的评估，包括：①复诊时通过临床症状（如疼痛、肿胀是否缓解）和检查（如叩诊是否疼痛、有无瘘管等）来初步判断消毒效果；②必要时可再次拍摄X线片，观察根尖周病变范围是否缩小。

7）特殊情况的处理，包括：①如果患者在消毒期间出现明显疼痛或不适，应提前复诊，去除暂封和消毒药物，重新冲洗根管，更换消毒药物或调整治疗方案；②对于一些对常规消毒药物不敏感的感染根管，可能需要采用特殊的消毒方法，如超声荡洗、激光消毒等。

（4）根管充填。

1）充填前的准备，包括：①对患牙进行再次评估，包括根管预备的质量、根管的干燥程度、有无残留的感染性物质等。通过临床检查和 X 线片确认根管形态和长度符合充填要求。②准备好根管充填所需的材料和器械，如牙胶尖、根管封闭剂、侧方加压器、垂直充填器、加热设备（如有热牙胶充填需求）等，并确保器械的清洁和无菌。

2）选择合适的充填材料，包括：①牙胶尖是根管充填的主要材料（图 2-4），具有良好的柔韧性和适应性，能填充根管的大部分空间。牙胶尖的型号和锥度应与预备后的根管相匹配。②根管封闭剂，用于填充牙胶尖与根管壁之间的微小间隙，增强充填的密封性。常见的根管封闭剂有氧化锌丁香油类、氢氧化钙类、环氧树脂类等，其性能和特点各异。

3）试尖，包括：①选择一根与根管工作长度相近的主牙胶尖，在尖端蘸少量封闭剂后插入根管。到达工作长度时，若牙胶尖在根管内有紧缩感，且在根尖区与根管壁贴合紧密，说明试尖合适。②若牙胶尖超出根尖孔或在根管内松动，应更换合适的牙胶尖，直到达到满意的试尖效果（图 2-5）。

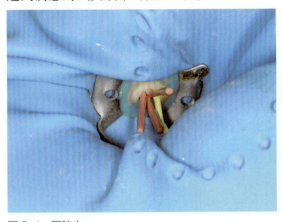

图 2-4　牙胶尖

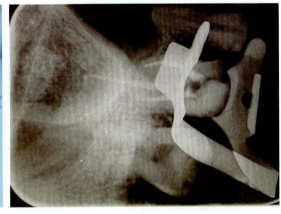

图 2-5　试尖

4）涂布根管封闭剂，包括：①可以使用螺旋输送器或专用的注射器将根管封闭剂均匀地涂布在根管壁上，注意不要过度充填，以免影响牙胶尖的就位；②对于细小或弯曲的根管，可使用超声设备辅助封闭剂的分布。

5）插入主牙胶尖，包括：①缓慢将主牙胶尖插入根管至工作长度，避免带入气泡，可以使用垂直加压器轻轻加压，使主牙胶尖在根管内就位更紧密；②检查主牙胶尖的位置是否正确，如有必要，可进行调整。

6）侧方加压充填，包括：①选择合适型号的侧方加压器，沿主牙胶尖与根管壁之间的空隙插入至距根尖 3～5 mm 处，轻轻旋转加压，然后退出；②插入副牙胶尖，重复上述侧方加压步骤，直至根管紧密充填。在加压过程中，要注意保持加压器与根管壁平行，避免侧穿。

7）热牙胶充填（如有需要），包括：①对于一些复杂的根管系统或要求更高的充填效果，可以采用热牙胶充填技术。使用加热设备将牙胶加热软化后注入根管，使其更好地适应根管形态。②热牙胶充填可以结合冷牙胶侧方加压，以提高充填的致密性和密封性（图2-6）。

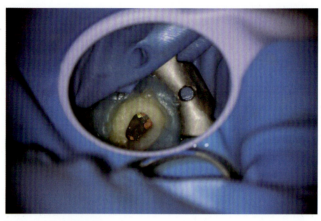

图2-6　热牙胶充填

8）充填效果的检查，包括：①充填完成后，通过X线片检查根管充填的长度、密度和锥度。理想的充填应是牙胶尖到达根尖狭窄部，根管充填严密，无明显空隙和超填。使用加热设备将牙胶加热软化后注入根管，使其更好地适应根管形态。②进行临床检查，包括叩诊和咬合检查，确保充填后的牙齿无疼痛和咬合不适。

9）冠方封闭，包括：①根管充填完成后，及时使用暂封材料或永久修复材料（如复合树脂、烤瓷冠等）封闭冠方，防止细菌再次侵入根管；②对于大面积缺损的牙齿，可能需要进行桩核冠修复，以增强牙齿的强度并恢复功能。

总之，根管充填是根管治疗的关键环节，要求操作精细、准确，以确保根管系统得到严密地封闭，防止细菌再次感染，提高治疗的成功率。在充填过程中，要密切关注患者的反应，及时处理可能出现的问题。

（三）手术治疗

1. 手术治疗的适应证。

（1）根管治疗失败。经过完善的根管治疗后，患牙仍有持续的症状，如疼痛、肿胀、窦道形成等。

（2）根管解剖结构复杂。如存在根管钙化、根管过度弯曲、根管侧穿等，导致常规根管治疗无法达到理想效果。

（3）根尖周病变范围较大。通过X射线等影像学检查发现较大的根尖周囊肿、肉芽肿等，单纯根管治疗难以消除。

（4）牙根纵裂。牙根纵裂引起的根尖周病变，可能需要根尖手术。

（5）医源性因素。如根管充填材料长期刺激引起根尖周病变。

2. 手术方法。

（1）根尖切除术。切除牙齿根尖 3 mm 左右的组织，去除感染的根尖。

（2）根尖倒充填术。在切除根尖的部位，使用特殊材料（如银汞合金、三氧化矿物凝聚体等）进行倒充填，封闭根管末端。

（3）根管侧穿修补术。对根管侧壁穿孔的部位进行修补。

（4）根尖周囊肿刮治术。去除根尖周的囊肿或肉芽组织。

在进行根管手术前，医生会对患者进行详细的检查和评估，包括拍摄 X 线片、CBCT 等，以确定手术的可行性和具体方案。手术后，患者需要按照医生的建议进行护理和随访。

六、老年人根管治疗的特殊性

（一）牙髓腔和根管的增龄性变化

1. 牙髓腔体积缩小。随着年龄的增长，牙髓腔的体积会逐渐缩小，这可能导致根管狭窄、弯曲，增加了根管治疗的难度。

2. 根管钙化。老年人的根管系统可能会出现钙化，使根管变得更加狭窄、弯曲，甚至完全堵塞，这给根管治疗带来了很大的挑战。

3. 牙髓坏死。多由牙髓炎发展而来，或因创伤、化学刺激等导致牙髓组织失去活力。

4. 根尖孔位置改变。老年人的根尖孔位置可能会发生改变，这可能导致根管预备和充填不彻底，影响治疗效果。

（二）牙根尖周组织的变化

1. 根尖周组织萎缩。随着年龄的增长，根尖周组织会逐渐萎缩，这可能导致根尖周病变的范围扩大，治疗难度增加。

2. 根尖周骨质吸收。老年人的根尖周骨质可能会出现吸收，这可能导致牙齿松动、脱落，影响治疗效果。

（三）治疗难度增加

1. 牙齿磨损。老年人的牙齿可能会出现磨损，这可能导致牙髓腔和根管的暴露，增加了感染的风险。

2. 牙周病。老年人的牙周病发病率较高，这可能导致根尖周病变的发生和发展，增加了治疗难度。

3. 全身性疾病。老年人可能患有多种全身性疾病，如糖尿病、心血管疾病等，这些疾病可能会影响根管治疗的效果和预后。

（四）治疗并发症风险高

1. 根管治疗失败。由于老年人的根管治疗难度较大，治疗失败的风险也相应增加。

2. 根尖周病变复发。老年人的根尖周组织可能会出现萎缩和吸收，这可能导致根尖周病变的复发。

3. 牙齿折断。老年人的牙齿可能会出现折断，这可能导致根管治疗失败。

综上，老年人急性牙髓炎和急性根尖周炎的病因较为复杂，包括细菌感染、物理刺激、免疫因素和其他因素。近年来，诊断技术、药物治疗、微创治疗和预防保健等方面的研究进展为该病症的治疗提供了更多选择和可能。然而，仍需要更多的研究来深入了解该病症的发病机制，开发更有效的治疗方法，以提高老年人的生活质量。

（周泪，柴召午）

第二节　老年人急性牙髓炎和急性根尖周炎的临床护理配合

一、护理评估

评估患者健康史、身体状况、辅助检查、心理—社会状况。

（一）健康史

了解患者全身性疾病史、过敏史、手术史、抗生素用药史、家族史及牙周治疗史。

（二）身体状况

1. 口腔治疗史。评估患者既往填充牙齿情况、口腔卫生状况等，尤其关注是否有牙周疾病，是否经历创伤、温度、电流及激光刺激等。

2. 口腔局部症状。包括疼痛的部位、性质、发作方式及持续时间等。

（三）辅助检查

详见第二章第一节。

（四）心理—社会状况

急性牙髓炎和急性根尖周炎的通常表现为剧烈疼痛，且夜间疼痛明显，持续影响患者饮食及睡眠，可能导致烦躁和恐惧，患者可能会因为疼痛而感到不安，担心疼痛的持续或加剧。

二、护理诊断 / 护理问题

1. 急性疼痛。与急性牙髓炎或急性根尖周炎导致的牙齿和周围组织的炎症有关。

2. 营养失调。与疼痛导致的咀嚼困难和食欲下降有关。

3. 知识缺乏。缺乏牙髓疾病治疗和自我护理的相关知识。

4. 焦虑。对牙科治疗过程及疼痛的担忧。

5. 潜在并发症。包括误吞、脓肿、蜂窝织炎等。

三、护理目标

1. 减轻疼痛，提高患者的舒适度。

2. 使发热患者体温恢复正常。

3. 减轻患者的焦虑和恐惧，提高治疗的合作性。

4. 提高患者对疾病的认识和自我管理能力。

四、护理措施

（一）开髓引流术护理操作配合

开髓引流术适用于缓解由急性牙髓炎或急性根尖周炎等疾病引起的剧烈疼痛。通过开髓（即打开牙髓腔）来释放积聚在牙髓腔内的压力和排出炎性渗出物或脓液，从而减轻疼痛和炎症。

开髓引流术的护士准备、环境准备、患者准备同"光固化复合树脂修复术"。

1. 适应证。

（1）急性牙髓炎。

（2）急性根尖周炎。

（3）根尖周脓肿。

（4）牙髓坏死伴急性炎症。

2. 物品准备。

（1）常规用物同"光固化复合树脂修复术"。

（2）橡皮障隔离用物同"光固化复合树脂修复术"。

（3）局部麻醉用物，包括碘伏棉签、注射枪筒、表面麻醉剂、局部麻醉药品。

（4）开髓引流用物，包括拔髓针、各种型号扩锉针、冲洗药液、侧方冲洗针、暂封材料（图2-7）。

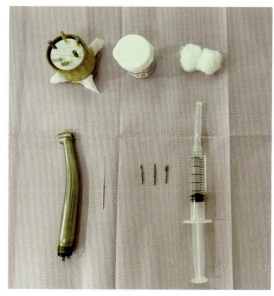

图2-7　开髓引流用物

3. 治疗中配合。

开髓引流术的护理配合见表2-1。

表 2-1　开髓引流术护理操作配合表

操作流程	护士配合流程
1. 治疗前准备	同 "光固化复合树脂修复术"
2. 局部麻醉	递碘伏棉签予医生，抽取局部麻醉用药，传递注射器
3. 协助安装橡皮障	注意橡皮障布切勿遮盖患者鼻部
4. 揭开髓顶	递开髓车针予医生，及时吸唾
5. 摘除牙髓	递拔髓针予医生
6. 根管冲洗	
6.1 急性牙髓炎步骤	
（1）根管冲洗	递已抽取冲洗药液的侧方冲洗针予医生
（2）髓腔暂封	递无菌小棉球、暂封材料予医生
6.2 急性根尖周炎步骤	
（1）根管清理与冲洗	递各型号扩锉针予医生，交替递已抽取药液的侧方冲洗针
（2）髓腔开放	递无菌小棉球予医生
7. 拆卸橡皮障，整理用物	

（二）根管治疗术护理操作配合

根管治疗术主要用于治疗牙齿内部因感染或炎症引起的病变。首先，清除牙齿内部的感染组织，然后对根管进行彻底的清理和消毒。其次，使用生物相容性良好的填充材料对根管进行填充，以消除细菌滋生的空间。最后，封闭牙髓腔，恢复牙齿的外观和功能。

根管治疗术的护士准备、环境准备、患者准备同"光固化复合树脂修复术"。

1. 适应证。

（1）牙髓疾病。不可复性牙髓炎、牙髓坏死、牙内吸收。

（2）根尖周疾病。急性根尖周炎、慢性根尖周炎。

（3）牙外伤。如牙冠折断导致牙髓暴露的情况。

（4）部分非龋牙体硬组织疾病。牙周牙髓联合病变、牙隐裂、重度牙磨损无法脱敏治疗等。

（5）意向性牙髓摘除。因特殊需要而摘除牙髓，如需桩核修复改善美观的前牙拥挤等。

2. 物品准备。

（1）常规用物及窝洞充填用物同"光固化复合树脂修复术"。

（2）橡皮障隔离用物同"光固化复合树脂修复术"。

（3）根管预备用物，包括拔髓针、各种型号扩锉针（不锈钢锉与镍钛锉）、冲洗药液、侧方冲洗针、根测尺、根测钩、显微口镜、根管润滑剂、清洁台、根管预备锉、超声荡洗针、吸潮纸尖、根管消毒剂、暂封材料（图2-8）。

（4）根管充填用物，包括吸潮纸尖、根管充填糊剂、牙胶尖、小剪刀、垂直加压器、调拌刀、玻璃离子水门汀套装（图2-9）。

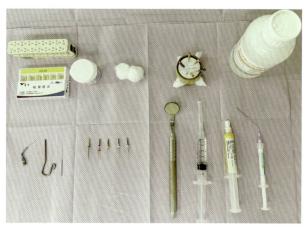
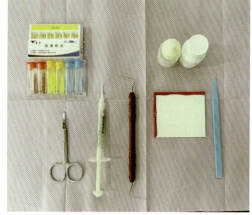

图2-8 根管预备用物　　　　　　　　　　　图2-9 根管充填用物

（5）根管治疗仪器，包括根尖定位仪、机用根管治疗仪、热牙胶充填仪器、超声根管治疗仪器。

3. 治疗中配合。

根管治疗术一般需两个步骤就诊完成，第一步完成根管预备，第二步完成根管充填。护理配合见表2-2。

表2-2　根管治疗术护理操作配合表

操作流程	护士配合流程
第一步：根管预备	
1. 治疗前准备	同"光固化复合树脂修复术"
2. 局部麻醉	递碘伏棉签予医生，抽取局部麻醉用药，传递注射器
3. 协助安装橡皮障	按照常规安装橡皮障系统
4. 根管清理	
（1）揭开髓顶	递开髓车针予医生，及时吸唾，协助保护黏膜 如遇钙化复杂根管，则遵医嘱开启显微镜，递显微镜平面镜反射口镜
（2）摘除牙髓	选择合适的拔髓针，及时清除拔髓针上的污物，递冲洗液，冲洗根管，吸唾

续表

操作流程	护士配合流程
（3）根管疏通	将插有根管锉的清洁台递予医生，挤适量根管润滑剂予医生左手手背
（4）髓腔冲洗	递已抽取药液的侧方冲洗针予医生
5. 根管预备	
（1）根管长度测量	打开根测仪电源，连接根测钩，挂于患牙对侧口角，递根尖定位仪的夹持器予医生 传递根测尺予医生，测量工作长度并记录数据
（2）根管成形	依次安装并传递根管镍钛锉予医生，同时准备酒精棉球或纱布，擦净根管镍钛锉表面的碎屑
（3）根管冲洗消毒	交替传递侧方冲洗针，用吸引器管吸走反流出的冲洗液 安装超声手柄及超声荡洗工作尖，调好功率，递予医生
（4）复测根管长度	
6. 根管封药	
（1）干燥根管	将吸潮纸尖递予医生，干燥根管
（2）根管消毒	递适当的根管消毒剂
（3）暂封冠部	递无菌小棉球、暂封材料予医生
7. 根据患牙情况预约复诊治疗	协助预约患者复诊时间，嘱患者在暂封材料硬固前不要用患侧咬硬物
第二步：根管充填	
8. 复诊，去除暂封物	安装橡皮障隔离系统，协助医生重新预备根管并进行同前的根管冲洗消毒，及时吸唾
9. 干燥根管	传递适量吸潮纸尖以干燥根管
10. 根管充填	
（1）传递根管充填糊剂	
（2）准备牙胶尖	按照医生要求准备锥度合适的牙胶尖，修剪尖端标记工作长度，用镊子夹住牙胶尖递予医生
（3）传递携热头	同时打开根管回填系统电源
（4）传递垂直加压器	当医生取出上段牙胶后，传递垂直加压器并清理携热器工作尖上的牙胶，用酒精棉球擦净。反复这一动作直至根管下段充填紧密
（5）传递根管回填仪器	协助医生回填根管中上段，传递垂直加压器
（6）髓室处理	传递适当的车针予医生，修整髓室，及时吸唾

续表

操作流程	护士配合流程
11. 准备垫底材料	同"玻璃离子水门汀直接修复术"
12. 准备充填窝洞	同"光固化复合树脂修复术"
13. 拆除橡皮障系统	递橡皮障钳予医生，协助卸除，整理用物
14. 调𬌗	传递咬合纸，引导患者正确咬合，及时吸唾
15. 拍术后 X 线片	
16. 交代注意事项，整理用物	

4. 护理配合要点。

（1）安装橡皮障前要向患者说明情况，取得配合。

（2）注意保持术野清晰，及时吸净口内的唾液，同时注意保护黏膜，防止误伤。

（3）使用根管冲洗液时要及时吸走多余的药液，避免药液引起患者不适。

（4）因根管治疗时间比较长，治疗过程中注意与患者沟通，及时安抚患者，取得患者的配合。

（5）钻针安装好后应查对是否就位，以防操作时钻针从机头脱落飞出。

（6）抽取根管冲洗液时确认冲洗器头是否安装紧密，防止冲洗时头部脱离，冲洗液溅出。

5. 术后健康教育。

（1）若有暂封材料，嘱患者 24 小时内避免用患侧咀嚼，勿咬硬物。

（2）根管治疗术后可能会出现不同程度的不适反应，如果没有明显肿痛，轻度不适在治疗后 2 ~ 3 天消失；若肿痛持续性加剧，应及时复诊。

（3）注意口腔卫生，3 个月至半年进行常规口腔健康检查。

（4）根管治疗后牙体组织变脆，嘱患者及时进行全冠修复，以免牙体劈裂。

（三）根尖手术护理配合

根尖手术主要用于治疗因根尖周炎、根尖囊肿或其他根尖部病变导致的牙齿问题。通过 CBCT 评估后，在局部麻醉下切开牙龈暴露病变区，彻底清除感染组织并消毒，随后采用生物相容性材料填充修复，最后缝合牙龈切口，以达到治疗目的。

根尖手术的护士准备、环境准备、患者准备同"光固化复合树脂修复术"。

1. 适应证。

（1）根管治疗失败与炎症难除。

（2）反复感染与结构损伤。根尖区反复鼓起脓包或瘘管，根尖 1/3 劈裂等。

（3）明确诊断与治疗需求。

2. 物品准备。

（1）常规用物，包括一次性口腔治疗盘（探针、口镜、镊子、胸巾）、洞巾、三用枪、纸杯、护目镜、防污膜、高速涡轮手机、纱布块、棉球、一次性吸引器管、小毛刷、5 mL空针针管。

（2）根尖手术用物，包括长柄裂钻、根尖手术器械盒、金属吸引器管、手术刀片、刀柄、持针器、止血钳、骨膜分离器、塑料调拌刀、金属拉钩、线剪、调拌玻璃片、缝线、超声刀预备工作尖、小号银汞充填器（图2-10）。

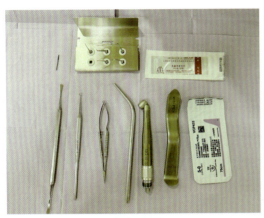

一般手术器械　　　　　　　　　根尖手术器械盒

图2-10　根尖手术用物

（3）材料及药品，包括 iRoot BP、生物骨粉、氯己定漱口液、0.1% 肾上腺素、0.9% 生理盐水、75% 乙醇、亚甲蓝溶液、碘伏、局部麻醉药品、注射器。

（4）仪器设备，包括超声手柄、超声治疗仪、口腔无痛注射麻醉仪。

3. 治疗中配合。

根尖手术护理配合见表2-3。

表2-3　根尖手术护理操作配合表

操作流程	护士配合流程
1. 术前准备	嘱患者使用氯己定漱口，准备无菌器械。执行外科手消毒，铺设洞巾
2. 麻醉与切开牙龈	协助麻醉，递送碘伏和注射器。递送手术刀切开牙龈，使用金属吸唾管吸净渗血
3. 翻瓣与去骨	递送骨膜分离器翻瓣，准备纱布止血。去骨并冲洗术区，保持术野清晰
4. 根尖处理与切除	刮除病变组织，递送刮匙。递送高速涡轮手机切除根尖，止血并检查切面
5. 预备与充填	超声预备根尖，生理盐水冲洗，递送倒充填工具与 iRoot BP 充填材料，协助充填

续表

操作流程	护士配合流程
6.瓣膜复位及缝合	递送缝线缝合瓣膜，预约复诊拆线，整理清点用物

4. 术中护理要点。

（1）确保术区暴露与视野清晰。

（2）保护软组织。使用高速涡轮机时，协助牵拉并保护软组织，以免损伤软组织。

（3）严格执行四手操作。巡回护士调节灯光及移动显微镜，于清洁区和污染区之间起桥梁作用。

5. 术后健康教育。

（1）术后 2 小时进食软食，避免刺激性和过热食物，近期避免剧烈运动。

（2）保持口腔清洁，术后次日开始使用氯己定漱口液，每日多次，持续使用一周以上，以防感染。

（3）手术当天冷敷以减少肿胀疼痛，注意观察出血、肿胀和疼痛情况，异常时及时就医。

（4）遵医嘱用药，定期复诊拆线并检查恢复情况，必要时拍摄 X 线片。

（5）出现剧烈疼痛、持续出血、严重肿胀等异常症状，应立即就医。

五、护理评价

1. 评估患者急性牙髓炎和急性根尖周炎导致的牙痛是否得到有效缓解，患者的疼痛评分是否显著降低。

2. 检查通过治疗和护理后，患者的感染症状（如发热、局部红肿等）是否减轻或消失。

3. 评估患者的咀嚼功能是否改善，能否正常进食，有无明显不适感。

4. 评估患者是否建立了正确的口腔卫生习惯，包括正确刷牙、使用牙线和漱口水等。

5. 评估患者是否对急性牙髓炎和急性根尖周炎的成因、预防和治疗有正确的认识，并能够应用这些知识进行自我管理。

6. 评估患者是否遵医嘱进行随访和复查，及时了解病情进展和治疗效果。

（杨曾）

第三节　老年人急性牙髓炎和急性根尖周炎的术后注意事项

一、根管治疗术前沟通

医护人员应详细向患者讲解其病情和治疗方案，提供相关的阅读材料和图解，以帮助患者加深对治疗过程的理解。这样可以帮助患者消除在接受治疗时的紧张、恐惧或不配合的情绪，减少焦虑和误解，使患者能够理解并积极参与到治疗计划中来。确保患者在完全知情的情况下做出是否接受治疗的决定，尽量避免因未充分告知治疗的难度和风险而导致医患纠纷。

术前需要明确告知患者的事项包括：

1. 虽然根管治疗的成功率普遍较高，但仍有失败的可能，其最终结果与患者个体差异有关。

2. 术后可能会有短暂的不适应感或轻微痛感，偶尔会出现剧烈疼痛，必要时可使用相应药物以缓解症状。

二、对患者及患牙状况的评估

在开始治疗前，必须对患者的整体状况及受累牙齿的状况进行细致评估，以确保治疗方案的准确性和有效性。

患者的状况分为生理与心理两个方面。如果患者的身体健康或心理健康遭到严重损害，那么治疗牙周病和根尖周疾病可能会变得更加困难，甚至可能难以顺利完成。因此，对患者的具体情况进行深入理解和准确评估至关重要。

（一）全身健康状况

在牙髓疾病的治疗过程中，虽然没有绝对禁忌的全身性条件，但身体有残疾或者体弱的患者往往难以忍受复杂且持续时间较长的治疗过程。近年来，口腔健康与全身健康之间的紧密联系已经引起了广泛的关注。全身性疾病可能会引发类似来源于牙髓的痛感，可能会促进或加剧牙髓的病变及其治疗效果，反过来，牙髓感染也可能诱发或加重全身其他部位的感染。因此，详细询问患者的系统病史并根据具体情况制订治疗方案是非常必要的。

1. 心血管疾病。对于患有严重心血管疾病的患者来说，在进行根管治疗之前应先与心血管疾病专家进行会诊。治疗时应着重于减轻心理压力、缩短就诊时间和控制疼痛及焦虑感。对于患有风湿性心脏病、先天性心脏病或是接受过心脏瓣膜手术的患者，应特别注意防止因根管治疗而引发的感染性心内膜炎。在过去 6 个月内经历过心肌梗死的患者不适合接受根管治疗。

2. 出血性疾病。出血性疾病患者在进行根管治疗前，应先完成血液检查并咨询内科医生的意见。在进行如放置橡皮障夹、活髓摘除等操作时，需特别准备控制出血的措施。在进行根管外科手术之前，患者必须接受抗纤溶治疗。

3. 糖尿病。糖尿病患者的血糖控制会直接影响根管治疗的长期效果。对这类患者，在根管治疗前应预防性用药，以防止急性牙髓感染影响糖尿病的病情管理，并避免治疗过程过长而干扰患者的胰岛素治疗和正常饮食。对于患有严重糖尿病的患者，需要特别注意防止胰岛素性休克或糖尿病性昏迷的发生。

4. 肿瘤。肿瘤患者在接受根管治疗前，医生通过询问病史了解病情后选择最合适的治疗方法。为了缓解患者的症状，提高咀嚼功能及改善心理状态，可采取简便易行的治疗方法。特别是在头颈部接受放疗后的肿瘤患者，由于容易发生猖獗性龋齿，并迅速演变为牙髓病或根尖周病，因此选择根管治疗以保持牙齿健康，提升生活质量尤为重要。然而，头颈部放疗患者常因复杂的纤维组织增生等并发症导致张口受限，从而增加了治疗难度，影响疗效，因此在治疗前与患者进行充分沟通是必要的。

5. 艾滋病。艾滋病并不是根管治疗的禁忌证，面对艾滋病患者进行此类治疗时，必须实施严密的预防措施，以阻止任何交叉感染的可能性。

6. 妊娠。患者妊娠期间的根管治疗，应注意控制疼痛与感染，暂缓做根管外科手术。

7. 过敏反应。在进行根管治疗之前，询问患者的过敏史是非常必要的，避免使用可能引起过敏的药物或材料。对于那些过敏体质较为严重的患者，治疗前可以考虑使用抗组胺药物，以防过敏反应的发生。

（二）患者的心理状态

1. 恐惧。就患者的心理状态而言，恐惧是一个不容忽视的因素。患者在根管治疗过程中因对痛苦、辐射或治疗工具的恐惧而可能表现出异常行为。对于这些患者，应当给予充分的安抚以获得他们的配合。对于那些因恐惧而犹豫是否按时复诊的患者，应明确告知他们延迟治疗可能带来的不良后果。

2. 焦虑。在进行根管治疗前，患者因担心过程中可能遭遇的疼痛，常常会产生焦虑情绪。这种情绪在成人患者中尤为突出，他们往往不愿向医生表露自己的真实感受，结果导致治疗时出现不合作或其他异常反应。特别是对于那些患有心血管疾病、呼吸系统疾病或神经系统疾病的患者来说，过度的紧张甚至可能会对生命安全构成威胁。

3. 心理性疼痛。患者经常感受到的口腔及颌面区域的疼痛，实际上在临床检查中找不到明显的器质性病变，这通常指向了心理层面的问题，如神经官能症或其他精神障碍。在这种情况下，医生需要格外小心，避免受到患者或家属的影响而错误地将这种心理性疼痛诊断为物理性问题进行治疗。同时，医生也应当避免不恰当地使用精神类药物，而是推荐患者前往心理科就诊，以排查潜在的心理疾病。

（三）患者牙齿的状况分析

1. 老年群体的牙齿特性。

（1）随着年龄的逐渐增长，老年人的牙齿会因生理和病理的变化导致继发性及反应性牙本质积累，这会使髓腔体积减小，牙髓角变低甚至消失，而根管则变得更细。

（2）在老年人中，牙髓内的神经、血管以及细胞数量减少，营养不良导致的钙化现象增多，此外长期磨牙、受伤或发炎等情况也可能促使根管发生钙化。

（3）为了补偿牙冠部分的持续磨损，根尖1/3区域的细胞性牙骨质在整个生命周期内不断地沉积，结果导致老年人的牙根孔与牙本质及牙骨质交界的距离变得更加明显。

（4）随着年龄增长，老年人牙齿中的水分和有机成分逐渐减少，无机物含量增加，使得牙齿更加脆弱。这些特征使得进行老年人根管治疗时，从诊断到确定治疗点、清理成形、确定工作长度到根管填充等各环节的难度加大。

2. 评估患者牙齿的情况。

（1）患者牙齿的情况。在进行根管治疗前，通过详细了解患者牙齿的具体状况，可以有效地判断根管治疗的难度及其可行性。

①牙长度异常。在根管治疗中，牙齿的长度和根管结构对治疗效果有着显著的影响。正常情况下，成年人的前牙长度约为19～25 mm，而后牙长度约为18～20 mm。若牙齿长度超出25 mm或短于15 mm，则被视为异常。这种异常不仅会影响美观，还可能在进行根管治疗时造成操作上的不便，因此在选取和使用器械时应加以注意。

②根管数目及形态异常。在根管治疗过程中，医生需特别注意检查是否存在额外的根管或侧支根管，以防遗漏，确保治疗的全面性。对于那些根管形态复杂（如严重弯曲、呈"S"形或"C"形）的患牙，选择合适的预备工具和技术显得尤为重要，旨在减少根管预备时的并发症。对于根尖孔未完全发育的个案，采用尖端展开诱导成形术或牙髓再生技术是必要的。

③髓腔内的钙化。无论是髓石还是弥散型钙化，都会增加根管治疗的难度。此时，利用根管显微镜、超声预备设备、根管润滑剂等先进技术和材料，将有助于发现并成功处理这些钙化的根管。

④牙根的吸收。包括内吸收和外吸收，都会在X线片上展现出特定的影像特征。内吸收表现为髓腔内出现不规则的透射区；而外吸收则是在根管外形成阴影。这些吸收情况不仅增加了根管治疗的复杂度，同时也会影响患牙的预后。

⑤邻近组织结构。在进行牙齿治疗时，需要特别注意牙齿根尖附近的结构，例如上颌窦、鼻腔、颏孔和下颌神经管等。如果上颌牙齿的根尖部分发生炎症，可能会引起上颌窦或鼻腔的感染。在准备下颌牙根管时，如果超出根尖孔过多或者填充过度，可能会导致下牙槽神经的感觉异常。颧突、隆凸以及牙齿拥挤、牙根重叠等情况，都可能导致 X 线片上根管和根尖区域的影像变得模糊，这将对临床诊断和治疗产生影响。

⑥相关影响因素。牙齿在牙弓中的位置、牙齿萌出的方向以及张口的大小都可能影响到根管治疗的操作。牙齿位置越靠后，根管口的可见度就越低，治疗的难度也就越大。牙齿排列不齐、牙齿颊舌向错位或近远中倾斜都会增加操作的难度。颞下颌关节疾病、瘢痕、肥胖以及系统疾病（如硬皮病等）引起的张口受限都会增加治疗难度。

在进行根管治疗时，了解并考虑牙齿长度、根管数目、根管形态、髓腔钙化以及牙根吸收等因素的重要性不言而喻。这要求医生不仅要有精湛的技术和丰富的经验，还需要对各种特殊情况有所准备，以确保治疗的成功和患者的口腔健康。

（2）修复可能性。在开始根管治疗前，需要考虑的另一个问题是修复的可能性。由于修复材料和技术的不断改进，一般情况下应尽可能保留患牙。当患牙因严重的龋坏或牙折导致余留牙体结构难以保留和修复时，就需要考虑到拔除患牙的可能性。

（3）牙周健康情况。根管治疗的最终效果与患者牙齿的牙周健康状况有着密切的关系。对于同时存在牙周病问题的牙髓病变，应采取牙髓和牙周联合治疗方案。当遇到牙槽骨严重受损或是牙齿Ⅲ度松动的情况时，治疗效果往往不太理想。

（4）过往治疗经历。在进行任何治疗之前，医生需要详细了解患牙过去所接受的治疗情况。有时，由于之前的根管清理或填充操作没有彻底完成，导致患牙仍然处于炎症状态并需要进一步处理，而再次进行这些操作的难度可能会增加。

（5）保留价值判断。原则上，所有的牙髓病变患牙都应该尽可能地通过根管治疗来保存。然而，在实际的临床情况中，可能因为医生对治疗结果缺乏信心，或是患者对自身时间、经济方面的考虑，影响根管治疗的进行或完成。对于那些已经失去咀嚼功能的患牙，可以考虑拔除作为解决方案。

三、根管治疗后冠修复的重要性

根管治疗被视为根尖周病治疗的金标准，然而，若仅仅完成根管填充就宣告治疗结束，那么这一过程并未完全实现目标。广泛的临床实践和研究显示，根管治疗后如未进行有效的冠部封闭，无论是短期内还是长远看来，都可能导致治疗效果的不理想。因此，应将根管治疗后的牙冠的修复工作视为整个治疗过程中不可或缺的一部分。

在规划治疗方案时，就应全面考虑并妥善安排牙体修复工作作为治疗计划的一部分。在进行牙体修复之前，必须仔细分析剩余牙体组织的质量和强度，以及修复体在口腔内可能遇到的各种力量挑战、所需要的耐久性及功能要求。经过权衡利弊后，选择最适合患者个体情况的修复方法显得尤为重要。

修复过程的首要任务是保护好剩余的牙体组织，避免其进一步受损或断裂；其次，要确保防止根管系统再次感染，为根尖周病的康复和根尖周组织的健康奠定基础；最终目标则是恢复牙齿的结构与外观，使其功能和美观得到复原。

（一）根管治疗后的牙齿特点

根管治疗后的牙齿具有如下特点。

因为牙髓是牙本质的营养来源，一旦失去，牙本质中液体流动和物质交换的活动将大幅减少，这导致牙本质中的水分略有下降，牙齿会出现疲劳现象，脆性增加，抗弯曲的能力也会相应减弱。

在多种原因如龋病、非龋性疾病（包括牙齿磨损、冠部断裂）等因素作用下，需要进行根管治疗的牙齿已经遭受了显著的硬组织损失，其结构强度亦随之有所降低。在根管治疗过程中，由于需要开辟进入髓腔的路径，不得不牺牲一部分健康的牙体组织，这无疑会进一步削弱牙齿的承受能力，尤其是当牙颈部位牙本质过度丧失时更为明显。此外，根管治疗过程中可能发生的意外损伤，如对髓底或髓室侧壁的破坏，不仅加剧了缺损的程度，也降低了牙齿的承受力，增加了封闭髓腔的难度。

根管治疗后的牙齿颜色会改变，特别是在前牙区域，如果牙颈部的牙本质较薄，那么用于填充或垫底的材料的颜色可能会透过来，导致整个牙齿变色。

实现根尖封闭及骨质病变愈合的关键，在于建立稳固的冠方封闭。在牙齿制备阶段，可能会发生微渗漏现象。例如，当根管上段在桩道预备完毕到修复体制作完成这段时间内暴露于口腔环境中，时间越长，微生物污染的风险就越高。因此，在完成根管治疗之后，需要对患牙进行全面评估，迅速制订出完善的修复方案，及时进行牙齿冠方的封闭工作。

（二）牙体修复前的评估

为了维护功能和确保牙列的稳定性，防止对侧牙过度生长，需要在根管治疗后尽早进行牙体修复。对于无法立即进行永久修复的情况，应使用暂时性或过渡性的修复体，以早日恢复其功能并保持牙列稳定。修复体的耐用期不仅取决于其质量，还与患牙的龋坏易感性和牙周健康紧密相关。这些因素均需在修复前得到充分的评估与处理。

1.牙齿的修复可能性。分析剩余牙组织是否具备足够的强度以支持牙齿修复后的功能至关重要。这一评估应在进行根管治疗之前完成，对于难以有效修复的病牙，建议尽早采取拔除并采用义齿修复的方式，以免在根管治疗后被迫面临尴尬的拔牙决定。

2.对于已完成的根管治疗进行再评估。如果根管治疗后6个月以上，临床症状仍然存在或X线片显示根尖周围病变未见改善甚至恶化，应当考虑重新进行根管治疗。有明确病历记录表明，如果既往进行的根管治疗质量可靠，且2年以上无临床症状和X线片显示无病变，冠部封闭也可靠的情况下，可以采取直接粘接修复、嵌体或冠复等方法。在进行桩核冠修复前，必须细致地分析根尖1/3区域的密封情况。若该区域填充不完整，应进行根管再次治疗。选择桩核冠修复方案时，必须确保根管填充的质量无误，如有不确定性，则应实施根管再治疗。

3.考虑龋齿易感性。在处理牙齿问题时，考虑龋齿易感性是必要的。在处理患者的龋齿问题时，应根据其龋齿的易感性挑选适宜的治疗手段和材料。同时，应及时对邻近牙齿的蛀牙或不当填充物进行修复，避免食物残渣堆积加剧龋齿的形成。对于口内有多颗龋齿的患者，需要提供详尽的饮食和口腔清洁指导，采取多种预防措施，减少龋齿的活动性。为了确保牙齿修复效果与持久性，预防继发龋是至关重要的一环。

4.考虑到牙周病的风险。在根管治疗前后评估患牙的牙周健康状况是必要的，包括治疗前后牙周状况的改善程度以及修复方案可能对牙周组织造成的风险。如果牙周状况不佳，应优先进行牙周治疗，并增强对患者口腔保健方面的指导及监管，待牙周状况好转后进行修复。如有需要，可考虑实施牙龈整形术或矫正牵引术，以改善牙周组织的生物宽度，为修复工作创造有利条件。任何建立在不健康牙周组织上的修复工作，都无法保证其治疗效果。

5.美学考量。在牙齿修复的治疗中，满足患者对美观的追求是至关重要的一环。对于色素沉积的问题牙，医生可以采取过氧化氢类的化学制剂进行内髓腔的漂白处理。此外，为了进一步提升牙齿的自然色彩，选用与患者原有牙齿色泽相近的复合树脂材料进行内部填充，是一种有效的矫正策略。

6.重视患者需求。制订治疗计划时，必须将患者的个人愿望和承受能力放在首位，确保患者在整个过程中有充分的参与感。医生需全面考虑患牙的状况与患者整体口腔健康状况，提供专业的建议，阐明进行牙体修复的必要性，并向患者说明可供选择的材料与方法。通过与患者的深入交流，双方可共同商定最合适的治疗计划。

（三）修复时机的把握

从保护牙冠的角度出发，牙体修复工作宜尽早进行。然而，考虑到修复过程的特殊性及修复材料的特点，临床决策需综合根管治疗后的时间、原发病的诊断结果、根尖周病变的程度、是否存在牙周病等多重因素，来确定最终的永久性修复时机。

1.通常来说，若根管治疗后患牙无临床症状表现，且X线片显示根管填充得当、根尖周未见病变，可在完成根管填充后的即刻或一周后开始进行修复作业。

2.对于根尖周围出现明显骨质破坏的病例，推荐先等待根尖周围的病变完全或大部分康复之后再进行永久修复处理。对于那些有较大根尖周围病变的患者，建议实施暂时性修复，并进行 3 ~ 12 个月的观察，以评估治疗效果。只有在确认病情有显著好转之后，才能考虑进行永久性修复。

3. 在根管治疗过程中遇到的难题：如由于根管钙化导致的不通畅，或者治疗工具断裂导致根管填充不理想的情况；以及髓腔壁穿孔后已修复的牙齿，即使未伴有根尖病变，也建议进行 1 ~ 4 周的观察，以确保疗效后再继续进行修复工作。

为了促进根尖病变的愈合，除了需要彻底控制根管内的感染，还需要注意保护患牙在愈合期间不受过大的压力和负荷。若根管治疗后的牙齿作为固定桥的一部分，并伴有较大的根尖病变，同时可能承受较大压力，那么应该推迟最终修复的时间，直到根尖病变得到充分愈合。

（四）修复方式的选择

关于牙冠修复的方式，一种选择是使用高嵌体或部分牙冠。这些方法旨在恢复牙齿的功能和美观，同时尽量减少对健康牙体组织的损害。每种修复类型都有其特定的适应证和应用条件，医生会根据患者的具体情况推荐最合适的修复方案。

修复方式中，对于后牙而言，高嵌体或者部分冠覆盖殆面是一种相对保守的策略，它不仅保护了剩余的牙齿结构，而且在根管治疗后，通过髓腔来辅助固位。为了确保高嵌体的稳定性，其制备需在殆面上为修复体预留足够的空间以增强其抗力。设计冠内固位形时，应尽量减少侵入髓腔的深度，并降低轴壁的聚合度以提升机械固位，同时，内线角应尽量圆滑。

至于全冠修复，则是一种较为传统的修复方法。此法能覆盖所有牙尖，有效减少牙冠劈裂的概率。通过利用冠部剩余的牙齿组织形成的牙本质肩领可以显著提高修复体的固位力和牙齿的整体强度，这对于修复体的成功至关重要。边缘龈上的剩余牙齿组织越多，根管治疗后进行的全冠修复成功率也就越高。一般来说，成功的全冠修复体与牙冠预备体之间需要满足以下 5 个条件：①牙本质肩领（牙本质轴壁的高度）必须大于 2 mm；②两者的轴壁必须是平行的；③修复体必须完全包绕患牙；④修复体的边缘应位于牙齿的稳固结构之上；⑤无论是全冠还是其他类型的牙冠预备，都不得侵犯牙龈组织。

根据所用材质不同，金属冠、烤瓷金属冠以及全瓷冠在制备过程中对牙齿组织的预备量是递增的。

（五）桩核

关于桩核的制备，其主要功能是固定核心及最终固定牙冠，而并非增强根管治疗后牙齿的抵抗力。牙齿的强度和抗折断能力依赖于剩余的牙体结构和周围支持的牙槽骨。在牙体预备过程中，保护剩余的牙体组织是至关重要的原则。桩核与牙根部的粘结形成了冠的基础修复结构。

在桩核预备过程中，需去除部分根管填充材料，同时注意避免引发冠部的微渗漏。过度粗大的桩道准备会削弱牙齿本身的抵抗力，增加折断的风险。在再次治疗时，拆除桩体也会进一步降低牙齿的自我支撑能力。

桩的尺寸是根据剩余骨支持、牙根的解剖结构、根管填充情况以及临床需求来设计的。为了确保足够的支持和稳定性，桩的长度至少应等于预备冠的长度，达到骨内根长度的 1/2，同时，达到根管长度的 2/3，在根尖部分至少要保留 5 mm 的填充材料以确保良好的封闭。

桩的直径则根据根管的具体解剖情况来决定，在此过程中应注意避免过度切削牙齿结构，以免减弱牙齿的整体强度。对磨牙进行桩核修复，尤其是当需要放置一个以上的桩时，必须精心选择适合的根管，尽量避免使用那些过于细小或弯曲的根管，防止应力集中而导致牙根的折断。

四、口腔缓解炎症和疼痛的常用药物

一般可通过口服或注射方式使用抗生素或止痛药物，亦可采用局部封闭、理疗以及针灸治疗疼痛。局部应用具有清热、解毒、消肿、止痛作用的中草药有助于症状消退。虽然口服止痛药对牙髓炎和根尖周炎有一定的缓解效果，但对于剧烈疼痛的急性牙髓炎和急性根尖周脓肿而言，只有在局麻下进行切开引流或排脓手术才能有效解除痛苦。镇痛剂可局部应用，例如将浸有丁香油酚镇痛剂的小棉球置于深龋洞中以缓解牙髓炎的急性症状，待症状缓解后再进行彻底的根管治疗。常用的止痛药有布洛芬、对乙酰氨基酚。常用抗菌药物包括青霉素、氨苄西林、阿莫西林、第一代头孢菌素、红霉素、克林霉素和喹诺酮类药物等，若合并厌氧菌感染，宜联合应用甲硝唑。

（高慧）

参考文献

[1] 周学东. 牙体牙髓病学 [M]. 北京：人民卫生出版社，2020.

[2] 邹静芝，赵铱民. 口腔修复学 [M]. 北京：人民卫生出版社，2016.

[3] 李静. 口腔药理学 [M]. 北京：人民卫生出版社，2018.

[4] 李秀娥，王春丽. 实用口腔护理技术 [M]. 北京：人民卫生出版社，2015.

[5] 赵佛容，毕小琴. 口腔护理学 [M]. 上海：复旦大学出版社，2022.

第三章

老年人牙齿松动和残根

第一节　松动牙和残根

一、临床定义

松动牙即牙齿松动（tooth mobility），是指牙齿的活动度超出了正常生理范围。在健康状态下，牙齿有一定的活动度，这主要体现在水平方向上，而垂直方向的活动度非常微小，通常不超过 0.02 mm，因此不易被察觉。然而，当某些疾病因素或其他因素导致牙齿的活动度增大，超出了这个正常范围时，就被称为牙齿松动。

残根（residual root），是指牙齿因龋坏、外伤等原因仅余留牙根部分而冠部缺失的情况。

二、松动牙分类标准

牙齿松动的程度在临床上可以分为Ⅰ度、Ⅱ度和Ⅲ度或者轻、中、重三个分度。

1. Ⅰ度（轻度）牙齿松动指的是颊舌方向（内外方向）的动度在 1 mm 以内，其他方向没有动度。

2. Ⅱ度（中度）牙齿松动包括两种情况，一是颊舌方向的动度在 1 ~ 2 mm 之间，二是牙齿在颊舌方向和近远中方向（左右方向）都有动度。

3. Ⅲ度（重度）牙齿松动包括两种情况，一是颊舌方向的动度超过 2 mm，二是牙齿在颊舌方向、近远中方向和垂直方向（上下方向）都有动度。

三、病因

（一）松动牙病因

1. 口腔局部因素。

（1）牙周病：是导致牙齿松动的最常见原因。牙周病是指牙齿周围的牙龈、牙槽骨和牙周膜等组织发生炎症和破坏，导致牙齿的支持组织减少，从而引发牙齿松动。牙周病通常与口腔卫生不良、牙菌斑和牙结石的堆积有关。

（2）根尖周病变：牙齿由于根尖周炎症较重，引起牙周组织炎症和破坏，导致牙齿的支持组织减少，从而引发牙齿松动。或者牙齿根尖周炎症造成牙根吸收变短，从而引起牙齿松动。

（3）外伤：牙齿受到外力撞击或过度咬合力量，可能导致牙周组织损伤，进而引起牙齿松动。这种情况下的牙齿松动往往是急性的，通过治疗可完全恢复或部分恢复原有牙齿的动度。

（4）殆异常：牙齿排列不齐、咬合关系不良等因素，可能导致牙齿受力不均，最终引发牙齿松动。

（5）其他疾病造成的牙根吸收：如受过外伤的牙齿长时间后、根管治疗之后的牙齿可能会出现的牙根吸收；若牙根根方有囊肿肿物等，其长期压迫也会造成牙根的吸收。

2. 全身系统性疾病。

（1）骨质疏松症：是一种全身性的骨骼疾病，会使患者的骨密度降低、骨组织变得脆弱。当骨质疏松症影响到颌骨时，可能导致牙齿的支持组织减少，进而引发牙齿松动。

（2）糖尿病：糖尿病患者之所以容易出现牙周病，是因为糖尿病会影响口腔内的微环境，降低免疫力，使细菌更易滋生。长期下来，牙周病的发展可能导致牙齿松动。

（3）风湿病：某些风湿病，如类风湿性关节炎等，可能导致口腔内的骨质破坏，进而引发牙齿松动。

（4）其他因素：如长期服用某些药物、营养不良等，也可能对牙齿的稳固性产生不良影响。

（二）残根病因

1. 龋齿。龋齿是导致残根的主要原因。龋齿的初期临床表现为牙冠上的一个小龋洞，但随着龋病的进展（未得到有效控制），牙齿冠部的硬组织会逐渐崩解缺损，最终可能只剩下牙根。

2. 外伤。牙齿受到外力作用，如撞击或咬食硬物等情况，可能导致牙冠部折断，仅留下牙根在牙槽骨内。

3. 牙齿严重磨耗。因咀嚼功能异常、饮食习惯或牙齿排列问题等，牙齿牙体尤其是咬合面长期磨耗导致牙冠部逐渐磨损，最终仅剩下牙根。

4. 拔牙不当。在拔牙过程中，如果操作不当或出于某些原因未能完全拔除牙齿，可能会留下一部分牙根在牙槽骨内，形成残根。

5. 放疗术后。颌面部接受放疗的患者，因放疗可能导致唾液腺受损，唾液分泌量急剧减少，口腔环境变得不利于牙齿健康而出现放射龋，放射龋快速发展仅剩残根。

6. 全身疾病。舍格伦综合征（Sjogren syndrome）患者以及一些有严重全身性疾病的患者也可能在牙齿发生龋病后快速发展仅剩残根。

四、病情进展

（一）松动牙的进展分析

对松动牙的进展分析涉及对牙齿松动状况的全面评估，包括松动的原因、程度以及可能的发展趋势。

1.医生需要明确牙齿松动的原因。牙齿松动可能是由多种因素导致的，包括但不限于牙周病、根尖周炎、外力损伤、牙齿磨耗以及随着年龄的增长而出现的自然松动。其中，牙周病是最常见的牙齿松动原因之一，它会导致牙周组织的破坏，进而影响牙齿的稳定性。

2.医生需要对牙齿松动的程度进行评估。牙齿松动的程度可以根据临床检查进行划分，一般分为轻度、中度和重度三个等级。轻度松动表现为牙齿在颊舌方向有一定的移动，但不影响正常功能；中度松动可能导致牙齿在多个方向上的移动，影响咀嚼效率；重度松动则可能导致牙齿的脱落。

3.医生需要分析松动牙的进展趋势。医生应根据患者的具体情况，如年龄、口腔健康状况、生活习惯、全身疾病史以及治疗是否及时等因素进行综合判断。对于年轻且口腔健康状况良好的患者，通过及时的治疗和口腔护理，牙齿松动的进展可能得到控制。然而，对于年龄较大或口腔健康状况较差的患者，牙齿松动的进展可能较为迅速，需要更加密切地监测和治疗。

（二）残根的进展分析

在残根病情进展的初期，患者可能仅表现为牙齿敏感或轻微疼痛。然而，随着病情的进一步发展，牙齿的龋坏和损伤可能加重，导致牙冠部分大量缺失，仅剩余牙根部位，即形成残根。此时，患者可能会感受到更强烈的疼痛、牙龈肿胀和口腔不适等症状。

残根病情进展不仅会影响患者的咀嚼功能和口腔美观，还可能对邻牙和整个口腔环境造成不良影响。例如，残根可能成为细菌滋生的病灶，导致牙周炎症的发生；同时，由于邻牙失去了原有的支撑和平衡，可能出现移位或倾斜等问题。

五、检查要点

（一）松动牙检查

在进行松动牙的检查时，医生需要关注以下要点，以确保对病情做出准确诊断，并制订有效的治疗方案。

1.病史询问。详细询问患者的口腔健康状况、既往病史、家族病史等，以了解患者是否存在牙周病、根尖周炎等口腔疾病，以及是否有糖尿病、骨质疏松症等全身性疾病。这些信息有助于医生判断牙齿松动的可能原因。

2.口腔检查。观察牙齿的整体状况，包括牙齿的颜色、形态、排列等。使用口腔镊检查牙齿的动度以及是否存在叩诊不适，特别注意颊舌方向和近远中方向的移动情况。同时咬诊检查评估是否存在咬合不适症状。还需要检查牙周组织的健康状况，包括牙龈的颜色、质地、有无出血等。

3.影像学检查。通过拍摄X线片或CBCT等影像学检查手段，观察牙齿周围牙周膜间隙宽度、根尖周组织、牙槽骨的情况，以了解牙齿松动的原因和程度。同时，这些影像资料也有助于医生制订针对性的治疗方案。

4.咬合功能评估。检查患者牙齿的咬合关系，评估牙齿的咀嚼效率。对于咬合关系不良的患者，需要进行相应的咬合调整，以减轻牙齿的受力负担，缓解牙齿松动引起的症状。

5.辅助检查。对于某些特殊情况，如疑似风湿病等全身性疾病引起的牙齿松动，可能需要进行血液检查等辅助检查，以明确诊断。

（二）残根的检查

1.口腔状况评估。仔细观察残根的形态、位置和数量。使用口腔器械检查残根的稳固程度，包括是否有松动或移位。同时，检查牙周组织的健康状况，观察牙龈是否有红肿、出血或退缩等症状。

2.影像学检查。拍摄 X 线片或 CBCT 等影像资料，以了解残根的具体位置和周围骨质情况，有助于评估残根的稳定性和治疗难度，为制订治疗方案提供依据。

3.邻牙情况检查。观察残根周围邻牙的情况，了解是否存在龋坏、牙周病等问题，有助于判断邻牙对残根治疗的影响，以及是否需要同时对邻牙进行治疗。

4.全身状况评估。了解患者的全身健康状况，包括是否存在糖尿病、骨质疏松症等可能影响口腔健康的疾病，以及是否有颌面部放疗史等既往史，有助于医生制订更为全面和个性化的治疗方案。

六、诊断和治疗

（一）松动牙的诊断和治疗

对于牙齿松动的诊断和治疗，医生需要遵循一系列严谨的步骤，确保治疗的准确性和效果。

1.诊断要点。

（1）明确原因：医生需详细询问患者的病史，了解牙齿松动的可能原因，并结合临床检查、影像学检查等手段，确定病因。对于复杂病例，医生可能还需结合实验室检查等辅助手段。

（2）综合评估病情：除了确定病因，医生还需全面评估牙齿松动的程度，了解其对患者日常生活的影响。同时，医生还需考虑患者的年龄、全身健康状况等因素，以制订个性化的治疗方案。

（3）排除其他因素：在诊断过程中，医生还需注意排除其他可能引起牙齿松动的因素，如成人滞留乳牙松动等，确保诊断的全面性和准确性。

2.治疗要点。

（1）明确牙齿松动程度：轻度和中度松动的牙齿应尽量保留；重度松动的牙齿酌情建议采取拔除患牙的治疗方案。应当注意的是，根尖周病变或者急性外伤引起的牙齿松动在一定时间后会恢复，应慎重判断。

（2）病因治疗：针对不同原因的牙齿松动，需要采取不同的治疗方案。例如，对于牙周病引起的牙齿松动，需要进行牙周治疗，包括洁牙、龈下刮治和必要的药物治疗，甚至牙周手术。对于根尖周炎或外力损伤引起的牙齿松动，可能需要进行根管治疗或（和）松牙固定。对于老年患者出现的牙齿自然松动，重度松动者需要考虑拔除松动牙的治疗方案。

（3）牙齿固定与修复：对于轻、中度松动程度的牙齿，可通过牙齿固定术等方法恢复其稳定性；对于松动严重或已脱落的牙齿，可先拔除患牙后或直接采用种植牙、活动义齿等修复方式替代治疗。

（4）口腔保健指导：在治疗过程中，医生还需对患者进行口腔保健指导，帮助患者掌握正确的刷牙方法、牙线使用等技巧，帮助患者养成良好的口腔卫生习惯，预防口腔疾病的发生和防止牙齿进一步松动。

（5）定期复查与随访：牙齿治疗后，医生需嘱咐患者定期复查和随访，以便及时了解松动牙齿的恢复情况，并根据患者的具体情况调整治疗方案。

（二）残根的诊断和治疗

对于残根的诊断和治疗，医生需要遵循一系列严谨的步骤，确保治疗的准确性和效果。

1. 诊断要点。

（1）明确残根状况：通过临床检查和影像学检查等手段，确定残根的具体位置、数量、形态和稳定性。

（2）评估治疗难度：根据残根的具体情况和患者的全身健康状况，评估治疗的难度和风险。

（3）制订治疗方案：根据诊断结果和患者的需求，制订个性化的治疗方案，包括保留、拔除或修复等方案。

2. 治疗要点。

（1）保留治疗：对于牙周情况较好（稳固），根尖周病损不大，牙根粗壮且长度适宜的残根，可考虑进行保留治疗。通过根管治疗、牙周治疗等手段，消除炎症，并通过桩冠修复或者覆盖义齿修复、恢复牙齿功能。

（2）拔除治疗：残根根尖周病损较大，牙周情况不良，或对口腔黏膜有长期慢性刺激时，应及时拔除。在拔除过程中，需要注意保护周围组织和邻牙，避免损伤。

（3）修复治疗：在拔除残根后，可以根据患者的需求选择合适的修复方式，如种植牙、活动义齿等，以恢复口腔功能和美观。

七、松动牙和残根的拔除

（一）麻醉方式的选择

在拔除老年患者的松动牙或者残根时，麻醉方式的选择主要取决于治疗的性质和患者的身体情况。首先对老年患者的身体状况和心理状态进行评估，其次是选择合适的麻醉方式。

1.局部浸润麻醉。局部浸润麻醉是最常用的麻醉方式之一，通常适用于那些较为简单的治疗，如简单的牙齿拔除（松动牙）或根管治疗。局部浸润麻醉通过直接在需要治疗的区域注射麻醉药物，使该区域的神经麻痹，从而达到止痛的目的。目前，口腔临床上常用局麻药物有盐酸甲哌卡因和盐酸阿替卡因。

2.牙周膜浸润麻醉。得益于计算机控制的自动麻醉注射器（STA）以及阿替卡因等局部麻醉药的临床应用，现在的牙周膜注射麻醉操作方便，患者基本没有痛感，麻醉药用量少，麻醉效果可靠，已逐渐成为一种常规局部麻醉方式，尤其在单颗牙的牙周治疗、牙体牙髓治疗、牙拔除术等方面。牙周膜注射麻醉的损伤小，是血液系统疾病患者牙齿治疗的首选局部麻醉方式。同时，牙周膜注射麻醉用药量少，没有注入血管的风险，对于肝肾功能不全、心脑血管系统疾病等患者更加安全。

3.阻滞麻醉。当需要治疗或拔除的是一颗或多颗相邻的牙齿时，阻滞麻醉可能更为适用。这种麻醉方式通过阻断神经传导，使整个区域的牙齿和周围组织都失去痛感。神经阻滞麻醉具有麻醉药用量更少、麻醉范围更广、有效麻醉时间更长等优越性。口腔临床上常用的阻滞麻醉药物有盐酸利多卡因等。

4.口腔黏膜表面麻醉。将穿透力强的局麻药用于黏膜表面，使其透过黏膜组织对黏膜下的神经末梢产生麻醉效果。口腔黏膜因没有类似皮肤的角质层保护，故表面麻醉起效时间短且效果较好，通常在局麻药物注射前使用可以降低患者的恐惧感、疼痛感，同时把药物用于软腭或咽后壁，可减轻咽反射敏感患者的恶心呕吐反射。穿刺前进行局部预麻醉或表面麻醉十分必要。常用表面麻醉剂有复方甘菊利多卡因凝胶、盐酸奥布卡因凝胶等。

5.镇静麻醉。对于老年患者，若有全身系统疾病如高血压、冠心病，或者有白大衣高血压、牙科恐惧症等情况，在拔牙前需经麻醉医生评估全身情况后采取经呼吸道麻醉（笑气）或经静脉麻醉的方式监控血压、心率、血氧饱和度等重要指标。镇静麻醉不仅可以使老年患者处于镇静状态，也可以在一定程度上保障老年患者拔牙手术顺利开展。推荐的镇静方式为笑气吸入辅以局部阻滞麻醉。治疗过程中应严密监测生命体征，尤其是氧饱和度和心率。当出现呼吸道阻塞或呼吸骤停时，应立即停止操作并及时处理。口腔医生需要注意的是，在使用镇静麻醉时，应确保有专业麻醉医师在场，以监测患者的生命体征，并根据需要及时调整麻醉药物的剂量和速度。同时，术后应密切观察患者的恢复情况，确保患者能够平稳渡过麻醉恢复期。舒适镇静麻醉常见的禁忌证有：困难气道、肝肾功能障碍、重度肥胖患者等。镇静麻醉的患者需要完善术前评估和准备，充分考虑药物代谢及镇静下患者的通气情况，在确保安全的前提下，选择合适的镇静深度。

（二）基础疾病和治疗用药物对老年患者拔牙手术的影响

1. 高血压。患者既往有高血压病史，如果为单纯性高血压，且无明显临床症状者，同时无心、脑、肾并发症的情况下，一般拔牙无禁忌。但是拔牙使用的麻药或者手术过程中产生的疼痛可能造成血压升高，可能会导致心脑血管意外等，因此，血压高于 180/100 mmHg，应控制血压后再行拔牙。如果血压正常但是患者出现头痛头晕症状，血压时高时低且波动极大，也需要建议患者控制血压后再择期拔牙。

对于异常血压值，但是患者临床症状稳定的情况下，可考虑心电监护下拔牙，如果血压高于 180/100 mmHg 则不能拔牙。术中宜采用利多卡因进行局部麻醉，慎用含有肾上腺素的局麻药物，若必须使用肾上腺素，其剂量一次不能超过 0.04 mg。同时注意体位性低血压的发生，术后也需要积极控制血压，以免持续性出血。术前应充分准备，保证患者安静，无紧张或者恐惧情绪，必要时给予患者心痛定或者安定类药物来减少患者血压波动；术中尽可能保证完全不痛，有条件的情况下也可以选择舒适麻醉或者全身麻醉方式。手术在保证安全的情况下，尽快完成，同时也要注意避免暴力操作，以防术后反应严重导致血压异常。

2. 糖尿病。糖尿病并不是拔牙的绝对禁忌证。大多数糖尿病患者因血糖水平较高、术后出现感染的可能性高于正常人、伤口愈合可能延迟等不能拔除。因此，在患者日常血糖水平控制良好、空腹血糖在小于 8.88 mmol/L 的情况下，基本上对门诊拔牙手术没有影响。血糖水平未控制，并且临床症状严重的糖尿病患者，应积极控制血糖水平后再选择时机拔牙。

一般拔牙或者门诊小手术，术前术后饮食结构不会产生明显的血糖变化，因此对糖尿病患者的影响较小，无须改变既往的糖尿病治疗方案。如果是接受胰岛素治疗的患者，最好在餐后 1 ~ 2 小时拔牙（此时的药物效果最好）。术后尽量按照日常进食时间饮食。如果患者术前血糖水平控制尚可，术后血糖水平波动较大，可以考虑预防性使用抗生素。值得注意的是，术后出现感染或者伤口持续不愈合者需及时复诊进行创面的清创处理。

3. 心脏病。心脏病患者并不是绝对不能拔牙，日常药物控制良好的情况下是可以承受的。术前应该对患者进行心功能评估，心脏功能在 I 或者 II 级的情况下是可以拔牙或者行口腔门诊小手术的。需要注意的是，手术过程中需要完全镇痛，保证患者情绪稳定，消除患者的恐惧和紧张情绪。

（1）冠心病。患者因手术可能引起急性心肌梗死、房颤、室颤等并发症，因此，术前应仔细评估患者的病情是否稳定，必要时需要患者进行心电图或者心功能检查。手术时需准备硝酸甘油或者消心痛、阿替洛尔等药物以防急用。手术建议在心电监护下进行，同时常规备用扩血管药物、氧气及抢救设备和其他药物，可以实时观察患者血压、心率和氧饱和度情况，必要时需持续给氧。

（2）心血管瓣膜类疾病。此类疾病并不是拔牙或者口腔门诊手术的绝对禁忌证。在大多数情况下，拔除患牙及口腔门诊手术并不会引起严重的不良后果，主要是口腔内存在大量细菌，对于老年人而言，需要拔除的患牙大多数存在慢性感染，并且老年人免疫力较低，容易引起一过性菌血症，控制不好者可能进一步引起细菌性心内膜炎。细菌性心内膜炎是一种致死率很高的疾病，其致病菌绿色链球菌对青霉素高度敏感，一般有风湿性心脏病、心血管瓣膜功能不全或者先天性心脏畸形以及人工心脏瓣膜手术的患者在进行牙槽外科手术之前，建议预防性使用 2～3 天青霉素，术后继续使用 3～5 天青霉素。但是绿色链球菌在用药 24 小时后可产生耐药菌，并且不易消失，因此在临床上也要注意患者既往抗生素使用情况，近两周内使用过青霉素者，则不能继续使用青霉素预防心内膜炎，可更换为克林霉素或者阿奇霉素。同时，为了减少口腔细菌量，手术之前应考虑先洁牙再行牙槽外科手术。

（3）肺心病、先天性心脏病以及病毒性心肌炎。因患者体质较差，术中需监测患者生命体征，给予患者氧气吸入，消除患者紧张和恐惧心理，术后嘱患者预防性使用抗生素。

（4）心律失常。大多数心律失常者为窦性心动过速或者过缓，一般不会增加手术风险。但是，麻药可能导致心脏短时间功能改变，手术过程中需要注意心率和血压的改变。无症状的Ⅰ度或者Ⅱ度房室传导阻滞患者一般可耐受手术；Ⅲ度或者左右束支传导阻滞患者不能拔牙。房颤患者可能引起心血管栓塞性疾病，需要控制病情后拔牙。

以下情况应视为拔牙禁忌证或暂缓拔牙：①6 个月以内存在心肌梗死者。此类情况属拔牙禁忌证，需经治疗好转后，6 个月内无再发，临床症状稳定、心电图无异常病理改变者可在心内科医生全面检查后酌情安排拔牙手术（以拔除急症患牙为主）。同时要注意的是，紧张、恐惧以及疼痛可能再次诱发心肌梗死。如必须拔牙者，建议住院治疗，在专科医生会诊监护下进行拔牙。②近期心绞痛频发。病情控制稳定 3 个月后在专科医生会诊下酌情考虑拔牙手术。③心功能Ⅲ—Ⅳ级或有端坐呼吸、发绀、颈静脉怒张、下肢水肿等症状。④心脏病合并高血压者，应先治疗其高血压后再拔牙。⑤有三度或二度Ⅱ型房室传导阻滞、双束支阻滞、阿-斯综合征（突然神志丧失合并心脏传导阻滞）史者。

4. 肿瘤。良性肿瘤或者未累及手术区域的恶性肿瘤，甚至经过治疗已经控制病情的恶性肿瘤，对于拔牙并不是绝对禁忌证。术前评估患者精神状态良好、病情控制稳定以及没有服用一些特殊药物（抗骨转移药物如双膦酸盐类或者抗血管形成药物）的情况下，依然可以手术拔牙。

牙齿位于恶性肿瘤中或者被肿瘤累及的情况下，应视为绝对禁忌证，这种应同肿瘤一并切除。

部分颌面部或者颈部肿瘤患者需要进行放射治疗的，建议在放射治疗前完成拔牙，一般至少提前 7 ~ 10 天。放疗后并且位于放疗区域的患牙需要拔除者，应慎重拔除，主要是担心放射性骨坏死的风险。虽然放疗结束后一年发生放射性骨坏死的风险已经较大程度地降低，但研究显示更为安全的情况是放射治疗结束后 3 ~ 5 年。如果因为患牙疼痛严重，或者会引起其他问题，必须要拔除者，手术应最大可能减少创伤，术前术后给予预防性使用抗生素，以防止感染，定期复查。若早期发现拔牙窝发生骨坏死，建议患者尽早接受高压氧治疗。

大多数常规化疗药物对拔牙没有影响，但是多数化疗药物会影响血液细胞的数目和功能，术后具有有效抗菌作用的白细胞或者巨噬细胞等细胞减少，拔牙术后感染风险较大；血小板等凝血相关物质减少，术后存在出血风险。因此，对于常规化疗患者，术前应进行基本的血液学实验室检查，包括血常规、凝血功能、电解质以及肝肾功能等项目。血红蛋白超过 80 g/L，血细胞比容在 30% 以上，白细胞总数超过 $4 \times 10^9/L$，中性粒细胞在（2 ~ 2.5）$\times 10^9/L$，均可酌情考虑拔牙手术；电解质基本正常，肝功能检查在正常范围内或者仅有轻微异常的，拔牙均无高风险；肾功能指标无明显异常的情况也可以考虑拔牙手术。

5. 肾脏疾病。急性肾病因肾脏功能处于失代偿状态，肾脏不仅不能及时有效排除围手术期所用药物，还会因药物引起肝肾组织损伤，进一步加重患者身体负担。因此，肾病急性期应暂缓拔牙手术。

虽然慢性期的肾病不是拔牙的绝对禁忌证，但是手术之前需要评估患者肾脏功能的损伤程度。如果患者的肾功能处于代偿期，并且无明显临床症状，可耐受拔牙手术。肾功能检查指标：内生肌酐清除率 >50%，血肌酐 <132.6 μmol/L，提示肾脏功能处于代偿期。对于接受透析治疗的肾功能衰竭患者，如患者牙齿本身就是危害较大的病灶时，需尽早拔牙，一般建议在完成一次透析以后进行。术前需在专科医生指导下停用抗凝药，术后积极进行抗感染治疗。但需要慎重考虑用药，避免使用部分加重肾脏负担的抗生素或者非甾体类止痛药物。

6. 骨质疏松症。骨质疏松症（osteoporosis，OP）是一种比较常见的老年性疾病，多见于绝经后的老年女性。骨质疏松属于骨代谢类疾病，影像学表现为骨质减少、骨组织结构退化、骨髓间隙增加和骨脆性增加，因此存在很大的骨折风险。目前，临床上针对骨质疏松症的治疗主要是采用双膦酸类药物（如阿仑膦酸钠、唑来膦酸、利塞膦酸钠）或者地诺单抗等抗骨吸收药物。但是在临床实践中发现，长期使用双膦酸类药物可能使颌骨破骨细胞的数量和活性降低、骨吸收减少，从而引起拔牙术后颌骨坏死。因此，长期使用双磷酸盐类药物属于拔牙禁忌证，医师需谨慎排除老年患者的用药史。

7. 长期使用抗凝药物。老年患者长期服用抗凝药物如阿司匹林、氯吡格雷、华法林以及肝素等药物，术前需要评估出血风险，才能拔牙。一般情况下，小剂量的阿司匹林和氯吡格雷的抗凝作用有限，反而停药风险可能比拔牙术后出血的危害更大，所以单颗牙且拔除难度一般的拔牙手术可考虑在不停药的情况下进行。若是预防拔牙术后容易出血的情况，术前可做凝血功能检查来确定患者的凝血状态；术后也可在拔牙创内填塞胶原蛋白、碘仿海绵等辅助止血，术后密切观察患者 30 分钟以上，只有拔牙窝无活动性出血才能让患者离开。

老年患者需要拔除多颗牙，且患牙无明显松动或者残根的牙根粗大，有骨粘连的情况，需要告知老年患者在心内科医生指导下停药 1 周，建议在拔牙术前 3 ~ 5 天开始停药。对于长期使用肝素者，如需要停药，通常需要在肝素静脉注射 6 小时后、皮下注射 24 小时后考虑拔牙手术。如果心内科医生评估老年患者停药风险较大，甚至完全不能停药的情况下，应告知患者需要术前凝血功能检查，凝血酶原时间国际正常比值应该控制在 1.5 ~ 2 之间方可进行简单拔牙。

8. 神经精神疾患。主要为患者的合作问题。如帕金森病，经常有不随意的活动；大脑性麻痹，有痉挛状态。这些老年患者皆不能合作，必须在全麻下才能进行拔牙。

癫痫患者拔牙时，术前应给予抗癫痫药，去除口内义齿，进入口内的器械越少越好。术中应置入橡胶开口颌垫。如遇大发作，应尽快除去口内一切器械及残渣，放平手术椅，头低约 10°，维持呼吸道通畅，放松领口，迅速吸出口内的血液及分泌物。给氧，注射抗痉挛剂（如劳拉西泮 4 mg 肌注）。发作缓解后，如情况许可，可继续完成治疗。无条件实施抢救的单位，建议转诊患者至可处理的上级单位。

9. 长期肾上腺皮质激素治疗的患者。长期使用此类药物，可导致患者易疲乏、衰弱无力、精神萎靡、食欲缺乏、体重明显减轻；晚期则有头晕、眼花、血压降低、恶心呕吐、肌无力等。此时患者的机体应激反应能力及抵抗力均下降，可能在拔牙过程中发生危象，必须及时抢救。术后 20 小时是发生危象最危险的时期。此类患者在拔牙前应与专科医师合作，术前迅速加大皮质激素用量，并在拔牙过程中注意减少创伤、消除患者顾虑及恐惧、保证无痛及预防感染。

（三）术前评估及准备

1. 详细了解患者的既往史和现病史（包括全身各系统情况、牙科治疗史）、用药史以及心理状态，评估治疗风险，制订适当的拔牙治疗计划和镇静药物治疗计划及判断预后。对于年龄大、存在多系统疾病的患者，应在心电监护下完成治疗。治疗结束后，应让患者留院观察半小时以上，待体征平稳后再离院。

2. 对于行动不便或受限、视力或听力障碍且无家属陪同的老年患者，应及时安排医护人员全程看顾陪护、询问需求和提供帮助，尽量简化就诊流程，首先解决或者缓解患者的主诉症状尤其是急性疼痛症状，尽量选择姑息或保守治疗方案。

3. 阿尔茨海默病（Alzheimer disease，AD）患者无法独立准确描述患病的情况且较难配合就医，建议在家属陪同下就医。同时，由于 AD 患者丧失部分或全部认知和行为能力，无法较好地服从医嘱，医护人员应向监护人交代清楚患者的病情、注意事项，尤其是术后用药医嘱，以避免出现服药过量或者不足的情况。

4. 在患者就诊时，医护人员应认真耐心倾听患者叙述，了解患者的病情、既往史、手术史和服药史，并细致讲解拔牙的必要性和拔牙的步骤、拔牙过程中可能出现的不适反应及应对技巧。拔牙手术的各种操作如麻药注射、拔牙可引起患者的焦虑恐惧，医护人员应妥善应用语言及肢体动作缓解患者的情绪，给予适当的心理疏导，帮助老年人树立信心，提高就诊质量。完成治疗后，应详细交代术后的注意事项（附带纸质版），并帮助其打印病历。

5. 高血压患者治疗前建议常规测量血压，了解降压药的服用及血压的控制情况。轻中度的原发性高血压不用特殊处理。当血压高于 180/100 mmHg 时，应建议老年患者先控制血压，待血压降至 160/90 mmHg 以下时再行治疗（尤其是拔牙等牙槽外科治疗）。局麻药应选用不含或少含肾上腺素的药物，以利多卡因为首选（图 3-1）。注药前应回抽，并注意用量和降低注药速度，避免入血。完成局麻药物注射后，应观察至少 10 分钟，如血压波动不大，患者无明显不适，再进行后续治疗。

6. 患者取半坐位，拔除上颌牙时，患者头部应稍后仰，使张口时上颌牙的平面约与地平面成 45°，患者的上颌与术者的肩部约在同一水平，便于上臂用力，避免疲劳。拔除下颌牙时，应使患者大张口时下颌牙的平面与地面平行，下颌与术者的肘关节在同一高度或下颌略低。通常，术者坐于患者的右前方。

7. 术区准备。老年患者口腔卫生欠佳者，拔牙前建议先完成龈上洁治；术前口腔冲洗或含漱是有效减少细菌量的方法，临床一般使用 0.05% 的氯己定溶液，拔牙术区使用碘伏消毒（图 3-2）。

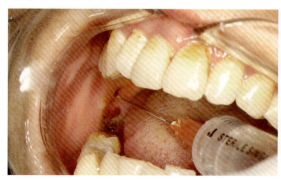

图 3-1　利多卡因阻滞麻醉注射

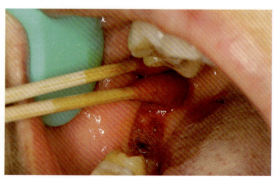

图 3-2　碘伏消毒

8. 器械准备。根据患牙位于牙列中的位置、牙冠大小、牙根的数目和形态、牙体组织破坏程度、周围骨质状况选择合理、适用、效率高的拔牙器械，牙龈分离器和刮匙也是必备器械。同时，根据手术步骤的需要准备相应的辅助器械，如手术刀、骨膜分离器、牵引拉钩、持针器、手术剪、缝针缝线、涡轮机、吸引器等。

八、拔牙的基本操作

（一）松动牙拔除

1. 分离牙龈。分离牙龈的目的是为放置牙钳时，钳喙插入龈沟下提供空间，保护牙龈不被夹伤；同时避免拔牙动作连带造成牙龈撕裂。持笔式握牙龈分离器，自牙的近中或远中紧贴牙面插入龈沟，直达牙槽突顶，沿龈沟分离至牙的另一侧。先完成唇（颊）和舌侧，再分离邻面。

2. 安放牙钳。选择适用的牙钳，张开钳喙，沿牙面插入已被完全分离的龈沟间隙内，推进至牙颈部外形高点以下，尽量向根方推入，保持钳喙与牙长轴平行一致，夹紧患牙。用力前必须再次核对牙位。对于某些多生牙、错位牙或残根无法从唇（颊）和舌（腭）面夹持时，可从近、远中方向安放牙钳。

3. 患牙脱位。松动牙一般使用适度的摇动和牵引力即可拔除。

（二）残根拔除

1. 根钳取根法。高位的残根可用根钳直接拔除。断面在牙颈部或更高时可选用根钳或钳喙宽窄与之相适应的牙钳，将牙龈分离后，插钳夹牢牙根，按拔除单根牙的手法多可拔出。临近或略低于牙槽突的断根，可去除少量骨质，使根钳能够夹持。应当注意残根的表面多为龋坏的腐质，钳喙端夹持点要在坚实的牙体组织上，力量要适度，随着拔牙的进展使钳喙不断向根尖方向推进，以便多夹住牙根，防止滑脱或夹碎牙根。只有当牙根断面低于牙槽突过多、无法钳夹时，才配合使用牙挺或采取翻瓣去骨法。

2. 牙挺取根法。牙挺是牙根拔除术重要的器械之一，根挺的结构与一般牙挺相似，工作原理也等同拔牙术。根尖挺挺刃更窄、更薄，端为尖锐凸起，在取根尖时，更有利于楔入。根挺和根尖挺都有直、弯两种，用于不同的部位和深度（图 3-3）。

（1）选择挺刃的大小、宽窄要与牙根的表面曲度相适应。挺刃过宽不易插入根周间隙，还会增加创伤；挺刃过窄力量小，不能挺松较大的牙根。高位断根选择直牙挺；低位断根使用根挺；根尖 1/3 折断选用根尖挺；弯挺适用于后牙。

（2）挺牙根时，支点应放在牙槽中隔、牙槽窝壁或腭侧骨板。上下前牙的唇侧骨板较薄，不可作支点，否则会使唇侧骨板折裂，甚至造成牙龈撕裂。使用根挺拔除断根的关键是将挺刃插入牙根与牙槽骨板之间。

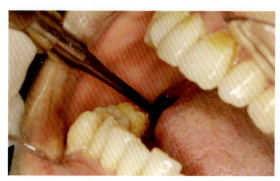

图 3-3　牙挺取根法

3. 翻瓣术。可用于任何用根钳和牙挺取根法无法拔出的残根。对牙根粗大或弯曲，根端肥大，牙体组织脆而易碎，牙根与牙槽骨病理性粘连，根尖深在，断根距上颌窦等重要组织过近，或断根已发生移位的情况均可采用。但此方法对组织创伤大，且去除牙槽骨会导致牙槽突变窄、变低，不利于义齿的修复，故不应滥用。

（1）切口。切口的选择和设计是翻瓣术的关键所在。在切口设计时，首先要考虑好手术需暴露的位置和范围，以决定切口的位置和长度，瓣要有足够的大小，才能有效暴露下方的视野，便于器械的进入和使用，避免牵拉张力过大造成软组织撕裂。为保证瓣能够正常愈合，要注意确保血液供应，瓣的基底必须比游离缘宽大。切口的位置要保证瓣复位缝合后下方有骨支持，切口距术后骨创缘至少 6～8 mm，否则创口可能因塌陷、裂开而延迟愈合。医师需注意的是下颌前磨牙区设计瓣时，应避免伤及颏神经。下颌磨牙后区的切口，也应注意勿太偏舌侧，以免损伤舌神经。上颌者应注意由腭大孔及切牙孔穿行之血管神经束，后者必要时可切断（因出血不多，且神经再生迅速）。

（2）常用的切口有梯形、角形和弧形。各种瓣的蒂都要放在龈颊沟侧。一般不要超过龈颊沟底，否则易出血，术后肿胀重。梯形切口和角形切口是龈缘连续切口的改型，通过在龈缘切口的末端作附加松弛切口，可扩大瓣翻开暴露的范围，或减小龈缘切开的长度。附加切口应位于牙面的近中或远中轴角，与龈缘约成 45°。不应在牙龈乳头作纵切口，避免破坏乳头形态；也不要切在牙面的颊侧，否则可能在颊侧附着龈形成小缺损。

（3）翻瓣。选择全厚黏膜骨膜瓣。这是由于骨膜是牙槽骨创面愈合的有利条件；黏膜与骨膜之间连接紧密，强行分离会造成出血和过大创伤。所以切开时必须切透骨膜，从骨膜下，紧贴骨面掀起。

（4）翻瓣要从两切口相交处开始，先剥离附着龈，然后向移行沟推进。骨膜分离器应有良好支点，应贴骨面向前推动，而不可强行揭起黏膜骨膜瓣。在下颌前磨牙区翻瓣要注意避开颏孔。

（5）去骨。可使用牙钻、涡轮机和其他外科动力系统。骨凿的敲击力过大，不建议用于老年患者拔牙。使用动力系统去骨部位和去骨量易于准确掌握。去骨量不宜过多，以暴露牙根，能插入牙挺或根钳可以夹持为宜，去骨宽度应达牙根的整个宽度，避免暴露或伤及邻牙牙根。

（6）拔出牙根。暴露牙根后，视具体情况按前述原则，用根钳和牙挺取出。牙根取出后，应去除锐利不规则的骨缘、骨突和过高的牙槽中隔，并使之光滑移行。彻底清理、冲洗创口，严密缝合。

（三）拔牙后的检查及拔牙创处理

牙拔出后，首先检查牙根是否完整、数目是否符合该牙的解剖规律，如发现有残留，视情况进一步处理。检查牙龈有无撕裂，明显撕裂者应予缝合，避免术后出血。用刮匙探查拔牙窝，去除异物（牙石、牙片、骨片）、炎性肉芽组织、根端小囊肿等。检查牙槽骨有无折断，折断骨片大部有骨膜附着者应予复位，基本游离者则取出。过高牙槽中隔、骨嵴或牙槽骨壁，可引起疼痛，影响创口愈合，并可能影响义齿修复，应进行牙槽骨修整。连续拔除多颗牙时，牙龈可能游离外翻，应拉拢缝合。对可能选择种植修复的拔牙窝，应当彻底清除牙槽窝内的各种肉芽组织及病变，必要时可以充填具有骨引导再生功能的物质或覆盖具有屏障功能的生物膜，以维持牙槽嵴的形态。经上述处理后，在拔牙创表面，用灭菌过的棉球或者纱布棉卷横架于两侧牙槽突，嘱患者咬紧，1 小时后弃除。有出血倾向的老年患者，经检查确认无活动性出血后才能准许离开。

（四）术后饮食和日常生活注意事项

1. 术后在创口处放置棉条（或棉球、纱布），棉球以患者轻咬有压迫感为宜，咬紧 30 ～ 45 分钟后观察创口是否出血，不出血后可考虑取出，持续出血者可延长压迫时间。

2. 术后立即使用冰袋置于拔牙部位的相应面部，间断冷敷术区 24 小时以减轻术后肿胀。

3. 术后 2 ～ 3 小时可进食，进食温凉稀软食物，避免辛辣刺激、过热食物。

4. 拔牙后 24 小时内不刷牙、不漱口、不要用拔牙侧咀嚼食物、不要频繁舔舐伤口，切忌反复吸吮，勿使用吸管，不吸烟，不剧烈运动，以免破坏血凝块。术后面部肿胀或有淤青者，可在 48 小时后间断热敷。术后如有任何异常反应，及时联系接诊医生或复诊。

九、口腔门诊常用局部麻醉并发症及处理

1. 针头折断。

（1）原因：针头在刺入患者口腔前由于弯折而引起断裂；针头刺入肌肉或触及骨膜时，患者突然摆动；针头事先受过弯折或是细针头。

（2）预防：需要刺入软组织较深时，应当使用长针头，且不要一直插到塑料连接处。如果在针头刺入组织后需要改变进针方向，应当将针退回到黏膜下再改变进针方向，以避免针头受到过度的侧向力。

（3）治疗：保持冷静，不要惊慌；让患者不要移动，不要把手从患者口中移开，使患者保持张口或在口腔里放置咬块；如果残留部分可以看见，设法用小号止血钳把它取出来；如果针头失踪（或看不见）不能顺利取出，不要随意切开探查，向口腔颌面外科医师求助，拍片定位断针后再行手术取出。

2. 持续麻木。

（1）原因：注射被酒精或无菌液污染的局部麻醉药液会产生刺激，引起神经水肿和压力增加，产生感觉异常；在注射过程中，针头可能会损伤神经鞘；神经鞘内或神经鞘周围麻醉剂本身有可能引起感觉异常。

（2）预防：应当严格遵守注射规范以减小持续麻木发生的风险。

（3）治疗：多数感觉异常在约 8 周内恢复而不需治疗。只有神经损伤严重时，感觉异常才会是永久的，而这种情况很少见，必要时可与神经科医师会诊。

3. 面神经麻痹。

（1）原因：麻醉药渗透腮腺被膜后麻醉面神经。通常发生在进行下牙槽神经阻滞麻醉过程中。

（2）预防：应当严格遵守下牙槽神经阻滞麻醉的操作规定，针头在注射麻药之前应当触及骨面。

（3）治疗：安慰患者；摘除隐形镜片；受累眼睛应使用眼罩，以保持角膜湿润；进一步的口腔科处理应当谨慎。

4. 牙关紧闭。

（1）原因：混有酒精或局部麻醉药液弥散后会引起组织（如肌肉）的刺激；麻醉药对骨骼肌产生轻微毒性作用；出血，感染；针头穿刺时的损伤。

（2）预防：正确保存和使用局麻药；严格无菌操作；推荐使用局麻药的最小有效剂量。

（3）治疗：局部热敷；温盐水漱口；张闭口训练；必要时可使用止痛药；如疼痛和功能丧失超过 48 小时，则应考虑感染，应在上述治疗中加入抗生素治疗。

5. 软组织损伤。

（1）原因：软组织麻醉持续的时间比牙髓麻醉持续的时间要长很多，年幼儿童、有智力残疾或身体残疾的儿童最常发生。

（2）预防：采用持续时间适当的局部麻醉药；如果离开医院时嘴唇和牙齿依然处于麻醉状态，可在唇齿之间置入棉球，减少嘴唇的咬伤。

（3）治疗：必要时可使用止痛药；如有感染则应用抗生素；温盐水漱口；用凡士林或其他润滑剂涂抹损伤的嘴唇。

6. 血肿。

（1）原因：常见于上牙槽后神经或下牙槽神经阻滞后动脉或静脉刺破引起。

（2）预防：掌握注射部位的解剖学知识，注意注射深度。

（3）治疗：出血部位直接压迫；冰敷；服用止痛药；次日开始局部热敷。

7. 感染。

（1）原因：麻醉前针头受到污染；向感染组织内注射麻药。

（2）预防：使用一次性无菌注射针头；避免针头接触非无菌表面；正确保管和使用局部麻醉药针剂；干燥注射组织并进行局部消毒。

（3）治疗：7～10天的抗生素治疗。

8. 局麻药过量。

当血液中的局麻药浓度够大，达到引起大脑或心脏反应的浓度时，局部麻醉药过量的体征和症状才发生。在大多数情况下，毒性首先体现在中枢神经系统，其次是心血管系统受累。

（1）临床表现：激动、兴奋、混乱、话语增多、忧虑、口齿不清、肌肉颤动、震颤等，还可出现头疼、头晕目眩、视力障碍、定向障碍、嗜睡以及强直性痉挛等。

（2）生命体征：心率、血压及呼吸频率都将上升。

（3）预防：可以通过精密的注入技术和最大限度的推荐剂量来预防。

（4）治疗：让患者半坐位，嘱患者深呼吸，吸氧。当癫痫发作时，极慢推注 10 mg 地西泮或者极慢推注 0.5～1 mg 咪达唑仑（总量不超过 2.5 mg）。

9. 肾上腺素过量。

含有血管收缩剂的局部麻醉溶液达到对应的心脏和血管相关受体结合位点时，会改变相应的心血管参数。这些变化的迹象和症状包括头痛、烦躁、焦虑、头晕、心悸、心动过速和高血压。它们被认为是快速的全身吸收或医源性过量、血管内注射或患者的敏感性增加导致的。

（1）临床表现：焦虑、恐惧、坐立不安、搏动性头痛、震颤、出汗、眩晕以及面色苍白等。

（2）生命体征：脉搏快速，呼吸频率加快伴有呼吸困难，血压也会上升。

（3）预防：在所有情况下，应采用谨慎注射技术，严密监测注射前后的生命体征，并使用最小限度的血管收缩剂。

（4）治疗：让患者半坐位或直坐位，吸氧 4～6 L/min。严密监测生命体征，对症治疗。

10. 过敏反应。

过敏是高度灵敏的免疫状态，通过接触特定抗原而获得。对局部麻醉药的过敏反应包括Ⅰ型超敏反应或Ⅳ型超敏反应。Ⅰ型超敏反应（5～30分钟）是由IgE介导的，特别是肥大细胞和嗜碱性粒细胞释放介质引起的，这些介质引起血管扩张，毛细血管通透性增加，平滑肌收缩，导致低血压、水肿、气道阻塞（支气管痉挛）。Ⅳ型超敏反应（8～12小时）是致敏T细胞释放炎症介质造成的局部浅表黏膜炎症反应。

（1）临床表现：患者自觉皮肤发痒、出现风团，面部及胸部发红。鼻炎、结膜炎、恶心呕吐、腹部绞痛以及出汗也可能发生。另外也有患者出现心悸、心动过速、胸骨下紧迫感、呼吸困难、咳嗽、哮喘等。情况严重时可能出现血压陡降、意识丧失甚至心脏骤停。

（2）治疗：患者平卧位，吸氧4～6 L/min，建立静脉通道，皮下或肌内注射1∶1000的肾上腺素0.3～0.5 mL。一旦肾上腺素稳定了心率和血压，就可以静脉推注50 mg苯海拉明及300 mg西咪替丁或20 mg法莫替丁。另外静脉推注100～200 mg氢化可的松琥珀酸钠。

（付超，柴召午）

第二节 老年人拔牙的临床护理配合

一、护理评估

患者的健康史、身体状况以及辅助检查部分的评估，参照"老年人常见龋病的护理评估"。

（一）心理—社会状况

1. 对拔牙手术及后续修复的认知情况评估。首先，评估患者对拔牙手术本身及其后续可能进行的义齿修复（如可摘局部义齿、固定义齿或种植义齿）的认知程度。了解患者是否清楚拔牙的必要性、手术过程、可能的风险及并发症，以及术后恢复和义齿修复的基本流程。这有助于减轻患者的信息不对称感，增强其对治疗的信任度和配合度。

2. 患者的期望值与依从性评估。深入了解患者的期望值，包括他们迫切希望解决的具体问题（如疼痛、咀嚼困难等）。同时，评估患者的依从性，即他们是否愿意并能够按照医生的建议进行术前准备、术后护理及义齿的使用和维护。这有助于制订个性化的治疗方案，提高治疗效果。

3. 心理情绪状态评估。特别关注患者是否存在紧张、恐惧等负面情绪。拔牙手术作为一种侵入性治疗，往往会引起患者的心理波动。通过耐心倾听患者的担忧和疑虑，给予必要的心理支持和疏导，帮助患者建立积极的心态，减轻其心理负担。对于焦虑情绪严重的患者，可考虑采取心理干预措施，如认知行为疗法、放松训练等，以缓解其紧张情绪。

4. 经济承受能力评估。了解患者的经济状况，评估其是否具备承担拔牙手术及后续义齿修复费用的能力。这有助于为患者提供合理的费用预估和支付建议，增强其对治疗的信心和满意度。

（二）评估量表

老年人在拔牙过程中的护理评估尤为重要，特别是当考虑到他们可能存在的牙科焦虑症（dental anxiety，DA）时。牙科焦虑症是指患者对牙科诊治过程或某些环节产生的不同程度担心，表现为交感神经机能亢进，严重者可导致患者拒绝或逃避口腔科治疗和护理。相关研究表明，老年患者的牙科焦虑程度越高，收缩压、舒张压越高，且收缩压增幅与患者的牙科焦虑症程度呈正相关。

改良的牙科焦虑量表（dental anxiety scale，DAS）旨在量化个体在面对牙科治疗或相关情境时所产生的焦虑程度（表3-1）。该量表可以系统地测量患者对牙科诊疗过程的心理反应，包括从轻微不安到极度恐惧的广泛范围。该量表的引入，使临床医护人员能够更准确地捕捉患者的牙科焦虑水平，从而为他们提供更加个性化的关怀和治疗策略，以减轻焦虑、提高治疗依从性和整体满意度。

表 3-1 牙科焦虑量表

1. 如果您明天要去看牙医，您会感到：
轻松□　有点紧张□　紧张□　焦虑□　很焦虑，出汗甚至有点恶心□
2. 当您在口腔科等待就诊时，您会感到：
轻松□　有点紧张□　紧张□　焦虑□　很焦虑，出汗甚至有点恶心□
3. 当您坐在口腔科诊椅上等待治疗，牙医正在准备钻针，这时您会感到：
轻松□　有点紧张□　紧张□　焦虑□　很焦虑，出汗甚至有点恶心□
4. 您去洗牙，牙医正在准备洗牙用的器械，您会感到：
轻松□　有点紧张□　紧张□　焦虑□　很焦虑，出汗甚至有点恶心□
5. 牙医正准备给您的上面一颗后牙的牙床上打麻药，您会感到：
轻松□　点紧张□　紧张□　焦虑□　很焦虑，出汗甚至有点恶心□
评分说明：轻松 1 分；有点紧张 2 分；紧张 3 分；焦虑 4 分；很焦虑，出汗甚至有点恶心 5 分。

二、护理诊断 / 护理问题

1. 舒适的改变。与疼痛有关。

2. 焦虑。与担心预后有关。

3. 有误吞 / 误吸的风险。与残根、残冠小且易滑脱有关。

4. 知识缺乏。缺乏拔牙的相关知识。

5. 潜在并发症。包括术区出血、感染等，与牙拔除有关。

三、护理目标

1. 老年患者通过有效的疼痛管理措施，能够减轻或消除自身的疼痛感，确保自身在整个治疗和康复过程中的舒适度。

2. 老年患者通过了解详细的预后信息和心理支持，能够减轻自身的焦虑情绪，增强对康复的信心，以及对未来生活质量的积极预期。

3. 老年患者未出现误吞 / 误吸的情况。

4. 老年患者了解拔牙的过程、注意事项、可能的并发症以及后续护理知识，提高患者的知识水平和自我护理能力。

5. 老年患者未出现术区出血和感染等并发症的情况。

四、护理措施

（一）松动牙拔除术的护理

1.心理护理。

（1）向老年患者详细解释拔牙的过程，包括麻醉和拔牙的步骤，以及可能遇到的感觉，如注射麻药的疼痛感觉，从而减轻患者对未知操作的恐惧。

（2）耐心听取老年患者的疑虑和需求，并及时提供专业的解答和建议。

（3）向老年患者提供减压球，以分散其注意力，缓解紧张情绪；也可为患者佩戴基于虚拟现实（virtual reality，VR）技术的眼镜，为患者提供一个宁静、放松的虚拟环境，营造一个更加舒适的牙科治疗体验。

2.用物准备（图3-4）。

（1）常规用物，包括一次性口腔器械（口镜、镊子、探针、胸巾）、牙科吸唾管、防污膜、护目镜、手套、口杯、无菌敷料、凡士林棉签、0.05%氯己定溶液。

（2）局部麻醉用物，包括表面麻醉剂、无菌棉签、专用注射针头、卡局芯式麻醉剂、卡局式注射器或计算机控制无痛局麻注射仪、碘伏棉签、75%乙醇、持针器。

（3）拔牙用物，包括牙龈分离器、牙挺、拔牙钳、刮匙。

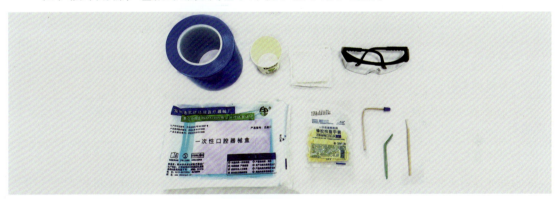

常规用物

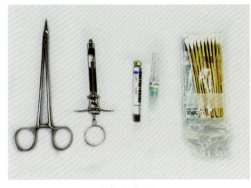

局部麻醉用物

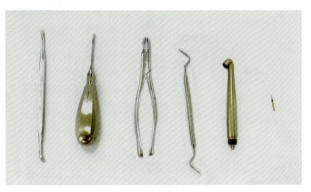

拔牙用物

图3-4 用物准备

3.护理配合。

松动牙拔除术的临床护理配合见表 3-2。

表 3-2　松动牙拔除术的临床护理配合

操作流程	护士配合流程
1.治疗前准备	向老年患者解释拔牙的目的及过程，取得患者配合 评估老年患者有无过敏史、高血压及冠心病，以及确定患者不处于空腹状态，才能予以治疗 告知老年患者在诊疗中如有不适，应举左手示意 协助患者保持舒适体位，引导老年患者缓慢、平稳地躺在牙椅上，系好胸巾，根据拔除牙牙位调节椅位及光源 用凡士林棉签润滑患者口角，防止口镜牵拉引起患者不适
2.查对	在拔牙前，与医生、患者共同查对患者身份信息（姓名、性别、ID号等）和牙位，确保无误 做好麻醉剂（名称、浓度、剂量、有效期）的查对
3.术区准备	嘱患者取下活动义齿 协助患者含漱 0.05% 氯己定溶液 口内术区及麻醉穿刺区使用 0.5% 碘伏消毒 复杂牙需切开缝合者，应用 75% 乙醇消毒口周及面部下 1/3
4.协助局部浸润麻醉或阻滞麻醉	麻醉穿刺区涂表面麻醉剂 遵医嘱准备麻醉剂及合适的针头 传递前，应仔细检查注射器各关节是否紧密连接
5.协助分离牙龈	传递牙龈分离器给医生，协助分离紧密附着在牙颈部的牙龈
6.协助挺松牙龈	传递牙挺给医生，协助将患牙挺松
7.协助安放牙钳并拔除病牙	选择正确的拔牙钳，核对牙位，传递给医生，准确安放 及时吸出血水和唾液，保持术野清晰
8.协助拔牙后的检查	传递刮匙给医生，协助探查牙槽窝是否有肉芽组织或碎片
9.协助处理拔牙创面	备好无菌棉布或纱布，嘱患者咬紧；必要时传递缝合用物
10.观察病情	整个拔牙过程中，应认真观察老年患者的神志、意识、面色、呼吸、有无抽搐等，特别重视患者的主诉，如头痛、胸闷、恶心等，发现异常及时汇报医生，配合处理
11.治疗后的护理	递予患者纸巾和镜子，协助擦拭脸部的血迹等污渍 取下胸巾，移开治疗台，牙椅复位 协助老年患者缓慢下牙椅
12.诊疗单元的处理	整理用物，垃圾分类处理，清洁消毒

（二）牙根拔除术的护理

1.心理护理，同"松动牙拔除术"。

2.用物准备，与"松动牙拔牙术"大致相同，另备：

（1）牙根拔除器械，包括根尖挺、骨凿、牙骨锤、三角铤。

（2）牙根拔除备用器械，包括刀柄、刀片、持针器、剪刀、骨膜分离器、高速牙科手机、缝合针、缝合线、牙钻（图3-5）。

（3）生理盐水、冲洗器。

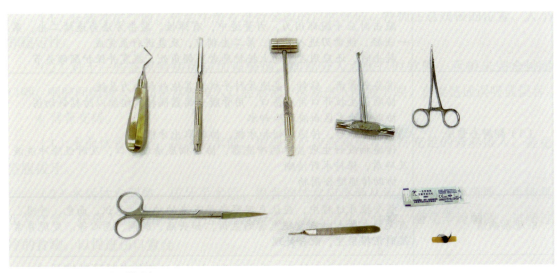

图 3-5　牙根拔除术的器械准备

3.护理配合。

牙根拔除术的临床护理配合见表3-3。

表 3-3　牙根拔除术的临床护理配合

操作流程	护士配合流程
1. 治疗前准备	同"松动牙拔除术"
2. 查对	同"松动牙拔除术"
3. 术区准备	同"松动牙拔除术"
4. 协助局部浸润麻醉或传导阻滞麻醉	同"松动牙拔除术"
5. 协助分离牙龈	同"松动牙拔除术"
6. 协助挺松牙龈	同"松动牙拔除术"
7. 协助拔牙	核对牙位，根据不同的拔牙方法选择正确的器械，传递给医生，准确安放 及时吸出血水和唾液，保持术野清晰
（1）根钳取根法	传递根钳或钳喙宽窄与之相适应的牙钳给医生

第三节　老年人残根、残冠的拔牙术后注意事项

一、术后反应

1. 出血。

（1）活动性出血。常规情况下，拔牙术后使用局部棉球压迫止血后30分钟仍有较大量的出血，基本上考虑存在活动性出血，也被视为拔牙后出血。根据术后出血出现时间的不同，分为原发性出血和继发性出血。

原发性出血一般是拔牙后持续性出血。一般情况下出血时间长，出血量大，口内存在凝胶状血凝块。原因包括拔牙术区软组织以及骨组织存在较大损伤（比如小血管破裂、骨组织较大范围的损伤、牙龈组织撕裂等原因），或者没有进行有效的止血（比如撕裂伤未进行有效缝合，拔牙窝内血凝块不能快速稳定等原因）。遇到此类问题，不用过于紧张，找到出血原因，有效解除出血原因后即可止血。牙龈组织撕裂以后，理清撕裂伤口走行，对位缝合即可达到止血效果；骨组织损伤范围较大并且有明显出血点，可以局部用电刀电凝止血或者用骨蜡填塞止血点，如果没有明显出血点，可以填塞胶原蛋白或者凝胶海绵等止血材料进行止血，材料为可吸收材料，无须取出；部分情况也可以填塞碘仿纱条进行局部压迫止血，但纱条需要3～5天以后取出来，并且极少情况下可能引起再次出血。值得注意的是，临床上可能会遇到部分口服抗凝药物或者自身凝血功能较差的患者，经过上述处理以后需要密切观察止血情况，必要时建议患者住院进一步治疗，如本机构不能处理，建议转诊至上级医院。

继发性出血指的是拔牙术后成功止血后一段时间再次出血的现象。继发性出血原因比较复杂，有些是术区局部组织出现新的损伤，比如牙槽窝内遗留肉芽组织感染性出血，牙龈软组织撕裂组织再次出现裂伤，或者牙槽窝内血管出现破裂等创伤性出血；有些是患者因素，比如患者因为恶心过早吐出棉球，过早漱口或者患者因为局部不适吮吸伤口导致新的出血情况；当然也有部分是全身因素引起的，比如患者口服抗凝血药物（如阿司匹林、华法林）等。继发性损伤引起的出血，复位破裂的牙槽骨或者软组织重新缝合处理就可以止血，对于拔牙窝较大的情况，局部填塞止血材料，患者因素可以进一步沟通，告知患者术后正确的伤口护理方式，同时消除其紧张恐惧的心理。针对有全身疾病的患者，术前应该仔细询问病史和用药史，术后指导患者规范用药和正确护理，一般可以避免术后出血。

值得注意的是，目前极少数患心脑血管疾病的老年患者，因为病情原因或者个人心理原因，可能隐瞒自身病史，问诊时应该详细沟通，多方面去印证患者病史情况。

（2）非出血性现象。主要表现为唾液混有少许血液或者血丝，因为口腔内是湿润环境，拔牙术区不能像皮肤伤口一样干痂，口内伤口则是形成血凝块后填充拔牙窝。这种情况往往会有少许血液渗出融于唾液中，造成出血的假象，给患者带来恐惧和心理负担。因此，术前应该充分与患者沟通，消除其紧张情绪。

（3）血凝块脱落。在某些情况下，因为吞咽动作或者舌体运动，会导致部分血凝块脱落，可能会让患者误以为伤口出血，此时只需要给患者解释清楚，密切观察就可以，同时注意口腔卫生的维护，如果没有进一步的变化，无须进行处理。

（4）止血方式。目前临床上针对拔牙术后止血的方法很多，主要为棉球局部压迫止血、搔刮牙槽窝肉芽组织、填塞止血材料或者碘仿纱条、缝合术区周围软组织、术区牙槽骨骨折片复位，以及口服止血药物等。

棉球局部压迫止血是目前应用最多的拔牙术后止血方式，将高出牙槽窝的疏松血块清除后，将棉球或棉卷置于拔牙术区表面，嘱患者咬紧 30 ~ 60 分钟以后再行取出，也可以在棉球上浸入 1 ：1000 肾上腺素，因为肾上腺素能起到收缩血管的作用，不过对于心血管疾病的患者，建议慎用肾上腺素。

术区存在较大软组织损伤或者骨组织损伤的情况下，需要先对骨组织进行复位或者软组织缝合以后再考虑局部压迫止血。另外，凝血功能较差的患者可以根据患者当时的情况选择口服止血药物，常用的口服药物包括氨甲苯酸、止血敏、维生素 K_1、龙血竭等，更为严重的情况下需要留院观察，部分可能需要进行输液输血治疗 。

2. 疼痛。

（1）原因分析。拔牙术后疼痛是最常见的术后反应，大多数集中在下颌牙齿或者较复杂的阻生齿。根据疼痛产生的原因不同，拔牙术后一般包括拔牙后反应性疼痛、干槽症、感染性疼痛以及其他非常规原因所致的疼痛。针对不同原因引起的疼痛，对应的预防及处理方法也是不同的。

①反应性疼痛。拔牙术后因损伤刺激神经末梢、拔牙创面存在暴露神经末梢及局部肿胀压迫神经等引起的术后疼痛。反应性疼痛基本在麻醉药物效果消失时出现，一般不会超过 24 小时，在术后 6 ~ 8 小时达到疼痛峰值。牙齿拔除难度较小的手术术后一般不疼痛或者轻微疼痛，大多数是无须处理的。手术创伤大、术区周围软组织损伤较大的，比如下颌阻生齿的拔除，较容易出现疼痛，疼痛程度因人而异，可通过局部冰敷、口服镇痛药物进行缓解。

②干槽症。干槽症一般出现在拔牙术后 3 ~ 4 天，表现为持续性剧烈疼痛，并且伴有明显的放射性疼痛，疼痛可牵涉至耳颞部，并且拔牙窝内空虚，或者残留少许血凝块，大部分牙槽骨暴露，拔牙创周围牙龈红肿，部分伴有恶臭味。有些患者会出现淋巴结肿大、

发热等症状。绝大多数干槽症发生在下颌阻生齿拔除术后。

③感染。术前局部感染未完全控制，手术创伤大，存在控制不佳的全身性疾病（比如糖尿病）或者患者本身抵抗力低下的情况下容易出现术后感染。一般由细菌感染引起的疼痛主要是剧烈的疼痛，多为持续性的疼痛。口内可见拔牙窝存在红色的炎性肉芽组织，部分伴有脓性分泌物，周围牙龈红肿，较为严重的可表现为周围组织水肿，反复发热。

④特发性疼痛。特发性疼痛极少见，大多数可能是患者主观感受疼痛，面部和口内都不能发现明显的病变因素，甚至患者描述的情况无法用常规的原因去解释。

（2）疼痛程度评估。疼痛主要是患者的主观感受，所以一般很难通过准确的数值表示出来，但是为了较为准确地评估患者的疼痛感，可以采用视觉模拟评分法进行量化分析。具体的操作方式为采用 10 cm 的刻度尺子，将 0 ~ 10 按照每个 1 cm 间距标注对应的刻度位置。0 分代表基本无痛，10 分代表无法承受的剧烈疼痛，不同分值代表不同程度的疼痛，评分越高，疼痛越剧烈。为了更加贴近患者的真实疼痛情况，评分还需做一些标准限定：0 分，无疼痛；1 ~ 3 分，轻微疼痛，患者基本能忍受；4 ~ 6 分，中度疼痛，有明显疼痛并且影响睡眠，但基本可以强忍；7 ~ 10 分，患者剧烈疼痛，完全不能忍受。一般记录术后 1 天、3 天、5 天的疼痛情况进行长时间的术后管理分析。

（3）疼痛处理方法。

①口服药物。一般通过口服非甾体类药物进行镇痛。非甾体类药物品种繁多，包括乙酰水杨酸盐类（如阿司匹林）、非水杨酸盐类（如布洛芬、消炎痛、双氯芬酸）、非乙酰基水杨酸盐类（如水杨酸镁、二氟苯水杨酸、双水杨酸酯）等。非甾体类药物可有效抑制术区早期的炎性反应，减少中性粒细胞等炎性细胞黏附，以及白介素、前列腺素、肿瘤坏死因子等炎性因子持续释放，进而有效减少疼痛，因此，预防性使用非甾体类药物在预防和治疗拔牙后疼痛方面的效果较好，以洛索洛芬钠为例，术前首次服用，此后，每隔 8 小时口服 1 次，每次 1 粒（对于疼痛特别剧烈者可增加到每次 2 粒），持续 2 天，镇痛效果持续有效。

②局部填塞。拔牙创过大，血凝块较容易脱落，会引起牙槽骨壁上的神经末梢暴露，受到外界刺激，引起疼痛。术后可在术区填入胶原蛋白或者凝胶海绵进行拔牙窝的填充，当然有条件的情况下可以制备浓缩生长因子（concentrate growth factors，CGF）等自体材料进行填充。

术后出现干槽症的情况，一般用生理盐水或者氯己定溶液冲洗后，填入蘸有少量丁香油或者 2% 丁卡因的碘仿纱条、可吸收明胶海绵、派丽奥或者其他抗菌制剂。碘仿纱条属于不可吸收物质，需要复诊取出，一般 5 ~ 7 天左右。值得注意的是，目前大多数情况下干槽症不需要进行局部搔刮。

③冰敷。冰敷可以在一定程度上减少术区局部组织内组织胺的释放，降低机体组织对疼痛的敏感性；减少术区微循环及周围组织的渗出和肿胀；减少局部组织新陈代谢，降低炎性反应；减少血栓的形成和血管内皮细胞的作用；减少氧自由基的释放等。术后 24 小时以内，术区微循环障碍还未形成以及周围组织损伤导致炎性反应并不明显。所以尽早冰敷，且持续的冰敷更有助于减轻术后疼痛。冰敷最好以冰水混合物置于术区面部，一般持续 20 分钟左右后需要停止 5 ～ 10 分钟，以免长时间冰敷使局部组织冻伤，引起更为严重的症状。

3. 肿胀。

肿胀一般出现在创伤较大的拔牙手术，常见的主要是下颌阻生齿或者疑难残根残冠拔除手术。肿胀和翻瓣术有较大的关联，翻瓣的范围大，切口位置较低以及术后缝合过紧都会加重肿胀程度。当然，术后的护理水平，以及部分消炎消肿药物的使用也会影响肿胀的程度。

肿胀是一个持续性的过程，术后 1 ～ 2 天内开始出现，3 ～ 5 天内达到峰值，5 ～ 7 天以后逐渐消退。创伤引起的肿胀一般松软而有弹性，局部无明显的紧实感，周围组织温度一般不会太高，这些一般可以与感染性浸润相鉴别。同时，也要注意与麻药引起的局部过敏反应、术区血肿进行鉴别。

为防止术后肿胀的产生，手术尽可能考虑微创操作，减少软组织损伤。黏膜切口尽可能放在前庭沟以上区域，为了方便术后渗出物的排出，切口缝合不要求过分严密缝合，部分情况下还需要置入引流条来帮助渗出液的排出，从而减轻术后肿胀反应。

术后可以局部冰敷，前面提到冰敷有助于减少术区微循环及周围组织的渗出和肿胀；部分术区位于解剖结构上的疏松结缔组织区域，可适当加压包扎，从而减少组织渗出液的产生；可以局部注射地塞米松，有效预防和减轻术后肿胀；也可以术后静脉输注地塞米松药物进行预防。

4. 神经损伤。

解剖结构上，与牙齿相邻的神经包括下牙槽神经、舌神经、鼻腭神经、颊神经及颏神经。其中部分神经损伤以后可带来相应神经走行区域的麻木。鼻腭神经和颊神经一般在翻瓣术过程中被切断或者剥离，术后可能存在走行区域麻木，但是大多数没有明显反应，或者即使出现反应，也可在较短时间内恢复。较为麻烦的是下牙槽神经、舌神经、颏神经的损伤，大多数存在走行区域麻木，并且恢复时间长，治疗难度大。

（1）原因分析。各类神经损伤中，下牙槽神经损伤占比最大，一般是拔除下颌阻生齿引起的，解剖结构上邻近下颌管，拔牙难度较大、创伤大，部分拔牙过程中使用了锤凿劈开都会增加损伤风险。损伤后可能出现下唇、舌体组织以及颏部皮肤不完全性麻木感，

参考文献

[1] 孟焕新 . 牙周病学 [M]. 北京 : 人民卫生出版社 , 2008.

[2] 曹采方 . 临床牙周病学 [M]. 北京 : 北京大学医学出版社 , 2009.

[3] Srivastava M, Deal C. Osteoporosis in elderly: prevention and treatment[J]. Clin Geriatr Med, 2002, 18(3): 529-355.

[4] 赵子慕 , 姜瑶 , 吴雨 , 等 . 拔牙止血方法研究现况综述 [J]. 口腔医学 , 2019, 39(4): 380-384.

[5] 王建荣 , 孙静 , 赵树红 , 等 . 下颌第三磨牙拔除术后出血风险模型的构建 [J]. 中国口腔颌面外科杂志 , 2023, 21(5): 479-485.

[6] 刘桐 , 翟宇润 , 孙欣怡 , 等 . 老年心血管疾病患者拔牙术后出血的相关因素分析 [J]. 老年医学与保健 , 2023, 29(1): 15-19.

[7] 潘剑 , 薛洋 , 赵吉宏 , 等 . 口服抗栓药物患者门诊拔牙围手术期管理的专家共识 [J]. 华西口腔医学杂志 , 2022, 40(3): 255-263.

[8] 上海市医学会外科专科分会 , 上海市医学会心血管病专科分会 , 上海市医学会麻醉科专科分会 , 等 . 抗栓治疗患者接受非心脏手术围手术期管理的上海专家共识 (2021 版)[J]. 上海医学 , 2021, 44(8): 537-544.

[9] 张宇 , 胡开进 , 姜涛 , 等 . 呼吸及免疫系统疾病患者拔牙的风险及防治 [J]. 中国实用口腔科杂志 , 2018, 11(8): 460-463.

[10] 陈中菲 . 口腔科患者对牙周病认知情况的调查分析 [D]. 广州 : 南方医科大学 , 2006.

[11] 贾搏 , 王勤 , 陈军 , 等 . 微创拔牙技术的规范化临床应用专家共识 [J]. 南方医科大学学报 , 2024, 44(5): 1004-1014.

[12] 吴康 , 王国栋 . 微创拔牙术拔除下颌低位阻生智齿对疼痛程度的影响 [J]. 中国卫生标准管理 , 2024, 15(9): 123-127.

[13] 曹钰彬 , 叶立 , 潘剑 . 拔牙后的感染与防治 [J]. 华西口腔医学杂志 , 2024, 42(4): 426-434.

[14] 王芳 . 口腔外科门诊拔牙并发症原因分析及护理对策 [J]. 中国医药指南 , 2023, 21(3): 49-52.

[15] 曹璐璐 , 黄翔宇 , 肖海波 . 精细化护理在干槽症及拔牙术后感染预防中的应用 [J]. 中国感染与化疗杂志 , 2023, 23(1): 134.

[16] 胡莹莹 , 张建华 , 张瑞 . 对长期口服抗栓药物患者拔牙围手术期的临床研究 [J]. 口腔颌面外科杂志 , 2022, 32(4): 236-239.

[17] 何悦 , 陈珩 , 安金刚 , 等 . 药物相关性颌骨坏死临床诊疗专家共识 [J]. 中国口腔颌面外

科杂志 , 2023, 21(4): 313-325.

[18] LODI G, AZZI L, VARONI EM, et al. Antibiotics to prevent complications following tooth extractions[J]. Cochrane Database Syst Rev, 2021, 2(2): CD003811.

[19] RAI S, RATTAN V. Efficacy of feracrylum as topical hemostatic agent in therapeutically anticoagulated patients undergoing dental extraction: a comparative study[J]. J Maxillofac Oral Surg, 2019, 18(4): 579-583.

[20] BAILEY E, KASHBOUR W, SHAH N, et al. Surgical techniques for the removal of mandibular wisdom teeth[J]. Cochrane Database Syst Rev, 2020, 7(7) :CD004345.

[21] DIETRICH T, SCHMID I, LOCHER M, et al. Extraction force and its determinants for minimally invasive vertical tooth extraction[J]. J Mech Behav Biomed Mater, 2020, 105: 103711.

[22] BETH-TASDOGAN N H, MAYER B, HUSSEIN H, et al. Interventions for managing medication-related osteonecrosis of the jaw[J]. Cochrane Database Syst Rev, 2017, 10(10): CD012432.

[23] FENG Z, AN J, HE Y, et al. A comparative study of the clinical characteristics of patients with medication-related osteonecrosis of the jaw and osteoporosis or malignancy[J]. Oral Surg Oral Med Oral Pathol Oral Radiol, 2022, 134(5): 543-547.

[24] 郁葱 . 口腔门诊麻醉并发症及处理 [M]. 北京 : 人民卫生出版社 , 2018.

[25] 刘海燕 , 蔡文玮 , 陈谊 , 等 . 老年高血压病患者牙科焦虑症对血压及心率的影响 [J]. 老年医学与保健 , 2020, 26(4): 546-549, 558.

[26] 中华口腔医学会口腔急诊专业委员会 . 口腔诊疗过程中伴发急性全身性病症的规范化椅旁急救专家共识 [J]. 中华口腔医学杂志 , 2022, 57(5): 441-454.

[27] 赵佛容 . 口腔护理学 [M]. 4 版 . 上海 : 复旦大学出版社 , 2024.

[28] 李秀娥 . 实用口腔护理技术 [M]. 北京 : 人民卫生出版社 , 2016.

第四章

老年人牙龈病和牙周炎

第一节 老年人牙龈病与牙周炎的病因、分类、治疗与预防

一、临床定义

牙周健康和龈健康包括牙周组织完整的临床龈健康及牙周组织减少的临床龈健康，牙周组织减少的临床龈健康包括牙周炎稳定的患者及非牙周炎患者（如龈退缩、冠延长）。

1. 龈健康的定义。用标准探针约 0.25 N 的压力探查所有牙齿 6 个位点（近中颊、颊、远中颊，近中舌、舌、远中舌）的沟底。

（1）龈健康（用于流调）。牙周组织完整和牙周组织减少者的探诊出血位点 <10%，探诊深度 ≤ 3 mm。

（2）龈健康（用于临床）。1 或 2 个位点有临床牙龈炎症。此外，探诊轻微出血和延迟出血可归于临床健康。

2. 牙周健康定义。牙周组织完整的临床龈健康，其特征为无探诊出血、无红肿、患者无症状、无附着丧失和骨丧失。

（1）牙周组织减少的临床龈健康。其特征为无探诊出血、无红肿、患者无症状、有临床附着水平和骨水平降低。应认识到成功治疗后稳定的牙周炎患者依然有牙周炎复发的风险。

（2）牙周炎患者经治疗后控制了局部和全身危险因素，牙周状况稳定。其特征是探诊出血位点 <10%，无探诊深度 ≥ 4 mm 且探诊出血阳性的位点，其他临床指标也得到最大改善，无进展性牙周破坏。此类患者虽然龈健康，但仍处于牙周炎复发的风险中，必须严密监控。

二、与老年人密切相关的牙龈病和牙周炎的定义

牙周病包括牙龈病和牙周炎。

（一）牙龈病

牙龈病分为两大类，包括牙菌斑生物膜诱导的龈炎——菌斑性龈炎，以及非菌斑性龈炎。

1. 菌斑性龈炎的定义。菌斑性龈炎在位点水平被定义为"牙菌斑生物膜和宿主的免疫炎症反应相互作用引起的炎症病损，局限于牙龈，并未延伸至牙周附着（牙骨质、牙周韧带和牙槽骨）"。龈炎是非特异性炎症，是菌斑生物膜积聚在龈缘和龈缘根方的结果。长

期研究证实，牙龈炎症较轻的位点不会进展到附着丧失，进展到附着丧失的位点往往有较重的持续性牙龈炎症。因此，龈炎是牙周炎的主要危险因素，是牙周炎发生的必要前提。治疗龈炎是针对牙周炎的一级预防策略。

2. 非菌斑性龈炎的定义。非菌斑性龈炎是指牙龈的炎症并非由菌斑微生物直接引起，而是由其他局部或全身因素所导致的牙龈组织的炎症性病变。常见的引起非菌斑性龈炎的因素包括药物（如抗癫痫药物、免疫抑制剂等）、化学物质刺激、激素变化（如青春期龈炎、妊娠期龈炎）、营养不良、全身性疾病在牙龈的局部表现等。其症状与菌斑性龈炎相似，如牙龈红肿、出血、疼痛等，但病因和治疗方法有所不同。

3. 龈炎的临床、放射学及生物学体征和症状。

（1）临床表现。龈炎是一种临床诊断，其临床体征是红、肿、疼痛、热和功能丧失。龈炎的临床表现包括：①肿，表现为刃状龈缘消失和龈乳头圆钝；②轻探出血；③红；④轻探不适。

（2）患者可能具有的症状：①龈出血；②疼痛；③口腔异味；④咀嚼困难；⑤龈红肿；⑤与口腔健康相关的生命质量下降。

（二）牙周炎

1. 牙周炎的临床定义。

牙周炎是一种微生物相关、宿主介导并导致牙周附着丧失的炎症。临床附着丧失（clinical attachment loss，CAL）是通过标准的牙周探针以釉质牙骨质界（cemento-enamel junction，CEJ）为参照，围绕萌出牙列进行探诊来检测和评估的。

2. 牙周炎的病例定义。

当临床检查符合以下 2 项情况中的 1 项时可以诊断牙周炎：①≥ 2 颗非相邻牙检测到邻面 CAL；②≥ 2 颗牙存在颊侧或舌侧 CAL ≥ 3 mm，同时牙周袋≥ 3 mm。

诊断时应排除非牙周原因引起的 CAL，如创伤引起的龈退缩；龋病超过牙颈部；因第三磨牙错位或拔除引起的第二磨牙远中 CAL；牙髓病损通过边缘牙周组织排脓；发生垂直根折。

三、牙周病国际分类

2017 年 11 月，由美国牙周学会（American Academy of Periodontology，AAP）和欧洲牙周联盟（European Federation of Periodontology，EFP）共同举办的牙周病和植体周病国际分类研讨会在美国芝加哥举行，全球 100 余名牙周和种植专家参加了为期两天半的会议。一些专家认为 1999 年的牙周病分类在过去 10 余年的实际应用中暴露出了不足之处，牙周炎类型的主要缺点在于：①各类别之间有重叠，且缺乏清晰的以病理生物学为基础的描述；②诊断（标准）不准确导致执行困难。基于 1999 年牙周病分类研讨会以来的系列研究，专家们对这些证据进行分析，认为目前的证据尚不足以将侵袭性牙周炎和慢性牙周炎视为独立的不同疾病，与会者对 1999 年的牙周病分类进行修订，提出牙周炎的新分类框架。与此同时，专家们参照牙周病的分类方案首次制订了植体周病和状况的分类。与会专家还提出了病例定义，提供诊断标准以便于临床医师使用。2017 年研讨会达成的 4 篇共识报告和相关领域的 19 篇综述于 2018 年 6 月正式发表在 AAP 主办的《牙周病学杂志》（*Journal of Periodontology*）和 EFP 主办的《临床牙周病学杂志》（*Journal of Clinical Periodontology*）特刊上。现按照研讨会 4 个工作组的共识报告简介牙周病和植体周病及状况的新分类，重点介绍针对 1999 年分类的主要变化。

（一）牙周病和植体周病及状况的分类概况

1. 牙周健康、龈病和状况。

（1）牙周健康、龈病和状况包括牙周健康和龈健康、菌斑性龈炎、非菌斑性龈炎。

（2）其他影响牙周组织的状况包括影响牙周支持组织的系统性疾病或状况、牙周脓肿、牙髓牙周联合病变、膜龈异常和状况、创伤性牙合力、牙和修复体相关因素。

2. 植体周病和状况。

植体周病和状况包括植体周健康、植体周黏膜炎、植体周炎以及植体周软硬组织缺损。

定义牙周健康的初衷是考虑将牙周健康作为评估疾病和确定有意义的治疗效果的一个重要的共同参考点。研讨会首次提出完整的牙周组织健康的定义，也描述了牙周炎患者治疗成功后牙周组织减少但牙周健康和牙龈炎症的特征。

对于牙周炎治疗结束后牙龈健康或炎症的病例，根据探诊出血以及剩余龈沟或牙周袋深度给出明确的定义。这种区分是为了强调对治疗成功的牙周炎患者需要更全面地进行维护和监测。牙龈炎患者可以逆转至牙周健康状况，但牙周炎患者即使成功治疗后也需要进行终生支持治疗，以防止疾病复发。

（二）分类

基于病理生理学新分类系统，将牙周炎分为以下 3 种类型：坏死性牙周病、反映全身疾病的牙周炎及牙周炎。

1. 坏死性牙周病。包括坏死性龈炎、坏死性牙周炎及坏死性口炎。

2. 反映全身疾病的牙周炎。这些系统疾病的分类须基于疾病和有关健康问题的国际统计分类编码的原发性系统性疾病。

3. 牙周炎。牙周炎框架是 2018 年牙周病新分类变化最大的部分。1999 年的分类将牙周炎分为慢性牙周炎、侵袭性牙周炎（局限型和广泛型）、坏死性牙周病和反映全身疾病的牙周炎，该分类已应用了 19 年。19 年来的群体研究、基础科学调查和评估环境及系统性危险因素的前瞻性研究使大量新信息涌现。基于对这些证据的分析，2017年研讨会与会专家将"慢性牙周炎"和"侵袭性牙周炎"合并为"牙周炎"，并参照肿瘤学的分期框架提出牙周炎分类新框架。在修订分类时，与会者就牙周炎的分类框架达成一致意见，该分类框架的特点是以可随时间推移及新证据的出现而进行调整的多维分期和分级为基础。

（三）牙周炎的分期和分级

确定牙周炎还需进一步明确分期和分级。"分期"主要是根据就诊时疾病的严重程度以及预期治疗的复杂程度分为Ⅰ、Ⅱ、Ⅲ、Ⅳ期，通过检查CAL、骨吸收量和百分比、探诊深度、角形骨缺损以及根分叉病变的存在和程度、牙松动度以及因牙周炎失牙等多个变量后确定分期。"分级"则是根据病史分析牙周炎进展速度、评估危险因素、预后判断以及对患者全身健康的影响，分为A、B、C 3个级别，其中A级为低风险，B级为中等风险，C级为进展高风险。分级除考虑牙周炎的进展，还应考虑全身健康状况、吸烟或糖尿病患者代谢控制水平等其他暴露因素。因此，分级方案有利于临床医师整合患者的危险因素并纳入诊断，对全方位的病例管理至关重要。牙周炎分期是根据病变的严重程度、复杂程度、范围和分布确定的。牙周炎分级是根据反映疾病生物学的特征，包括快速进展的证据或危险因素、预期的治疗反应，以及对全身健康的影响进行判断的。

四、老年人牙周病的病因

牙周病的病因主要包括以下几个方面。

1. 牙菌斑。牙菌斑是牙周病最主要的致病因素。牙菌斑是一种细菌性生物膜，其中的细菌及其产物会引发牙龈炎症和牙周组织的破坏。

2. 牙结石。牙菌斑矿化后形成牙结石。牙结石表面粗糙，更有利于牙菌斑的附着，进一步刺激牙龈，加重炎症。

3. 创伤性咬合。咬合时力量过大或方向异常，超越了牙周组织所能承受的合力，导致牙周组织发生损伤。

4. 食物嵌塞。如果在咀嚼过程中，食物残渣嵌入牙缝，会刺激牙龈，引起炎症。

5. 解剖因素。如牙根过于分叉、根面凹陷等，容易积存牙菌斑和食物残渣，难以清洁，增加牙周病发生的风险。

6. 不良习惯。如磨牙、口呼吸、单侧咀嚼等。

7. 全身性因素。内分泌失调、免疫功能缺陷、营养不良，其他如遗传因素、精神压力等也可能与牙周病的发生发展有关。

总之，牙周病通常是多种因素共同作用的结果，与老年人密切相关的牙周病主要是植体周黏膜炎、植体周炎，反映全身疾病的牙周炎、牙周炎。

五、牙周病的临床表现

（一）牙龈炎和牙周炎的临床特点

1. 牙龈炎症的表现。

（1）牙龈色形质的改变。正常牙龈呈粉红色，边缘菲薄似刀削状，紧贴于牙颈部；附着龈有点彩，健康的牙龈质地致密、坚韧、有弹性。老年人的牙周炎患牙，牙龈组织可以出现炎症的表现，游离龈和龈乳头可呈鲜红色或暗红色；严重时，炎症的范围可波及附着龈，与牙周袋的范围相应。龈缘可变厚，龈乳头变圆钝，与牙面不再紧贴；牙龈组织表面光亮，点彩也因组织的水肿而消失。牙龈组织的质地可变得松软脆弱，失去弹性。在有慢性炎症的情况下，牙龈可变得坚韧、肥厚。更多的情况下，老年人牙周炎的患牙，牙龈表现为退缩，龈乳头变平，牙间隙暴露（图 4-1）。

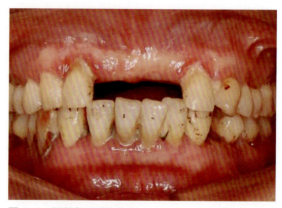

图 4-1　牙龈色形质的改变

（2）龈组织的出血倾向。健康的牙龈，即使刷牙或轻探龈沟也不会引起出血。老年牙周炎的患牙常有牙龈出血的表现，多在刷牙及咬硬物时发生，偶尔也可有自发性的出血。

2. 牙周袋的形成。牙周袋是病理性加深的龈沟，是牙周炎最重要的病理改变和临床特征之一。老年人的牙周炎，牙周袋形成的特点为全口多颗患牙有较深的牙周袋形成。

3. 附着丧失。健康的牙周组织，龈沟深度不超过 2 mm，结合上皮位于釉牙骨质界处，形成上皮附着，封闭龈沟底。牙周炎时，结合上皮向根方增殖，冠方与牙面分离形成牙周袋；此时，上皮附着的位置已迁移至釉质牙骨质界的根方，即发生了附着丧失。老年人的牙周炎患牙，由于长期受到细菌及其他局部刺激因素的作用，附着丧失多较为严重。

4. 牙槽骨吸收。患牙周炎时，牙槽骨发生吸收，如未经适当的治疗，这种牙槽骨的吸收是很难恢复重建的。到了老年，牙槽骨的吸收多较为严重。老年人牙周炎患牙牙槽骨的吸收可表现为垂直型或水平型，常常为牙槽骨大量丧失。

5. 牙齿松动和移位。健康的牙齿有一定的生理动度，但动度范围非常小；患牙周炎时，牙齿的动度超过生理范围，称为牙齿松动。老年人的牙周炎患牙，由于牙槽骨吸收严重，牙周支持组织大量丧失，常表现出牙齿松动；加上力的作用，牙齿可发生移位。松动移位的牙齿，容易造成继发性的咬合创伤，更加重了牙周组织的破坏。

6. 牙周萎缩。牙周韧带和牙龈组织的共同破坏和丧失，最终导致牙根暴露。牙周萎缩是牙周炎常见的临床表现。随着患者年龄的增长，局部刺激因素的长期存在，牙周组织破坏逐渐加重，到了老年，牙周萎缩的患牙也逐渐增多。

7. 牙周脓肿。牙周脓肿也是老年人牙周炎常见的临床表现。老年人的牙周炎患牙，由于组织破坏严重，可出现深牙周袋，当牙周袋内发生化脓性炎症，且引流不畅时，容易形成牙周脓肿。

8. 逆行性牙髓炎。牙周病变发展到一定程度可引起牙髓组织的病变，老年人牙周炎的患牙，由于深牙周袋内的细菌、毒素可通过根尖孔或侧支根管进入牙髓，引起逆行性牙髓炎。临床上逆行性牙髓炎的患牙可表现为典型的急性牙髓炎，有时也可出现慢性牙髓炎的临床表现。

9. 根分叉病变。根分叉病变是指牙周炎的病变累及多根牙的根分叉区。老年人的牙周炎，由于病变较重，常可累及根分叉区，形成根分叉病变。

（二）老年人牙周炎的临床特点

1. 牙周炎患病率高。文献报道我国老年人牙周炎的患病率为 70% 左右。

2. 牙周组织丧失严重。

（1）由于牙周炎所造成的牙周组织的破坏难以恢复，并且同一部位的疾病再次活跃时其破坏具有叠加性。

（2）致使牙周组织破坏的严重程度表现出随年龄增长的特性；到了老年，不少患牙已到了牙周炎晚期，牙周支持组织丧失严重。

3. 牙周萎缩明显。

（1）由于牙周组织长期受到细菌等因素的刺激，造成组织的破坏。

（2）最终导致牙龈、牙槽骨和上皮附着的丧失，形成牙周萎缩。

（3）牙周萎缩的患牙，临床牙冠变长，冠根比例发生变化。

（4）两邻牙间牙周组织的萎缩，使牙间隙暴露，发生食物嵌塞及根面龋。

（5）食物嵌塞是牙周病的重要促进因素，由于嵌塞的机械作用和细菌的定植，加剧了牙周组织的炎症和破坏，形成恶性循环。

4. 松动牙多，残冠、残根多。

（1）由于细菌等局部刺激因素的长期作用，牙周组织发生炎症破坏。

（2）到了老年，松动的牙逐渐增多，加之老年人的身体情况及心理状态造成不能拔牙和不愿拔牙，使老年人口腔内松动牙的数目多，残冠、残根多。

5. 缺失牙数目多，余留牙条件差。

（1）龋病、牙周病等多种牙病均可造成牙齿的丧失。

（2）到了老年，缺失牙的数目增多，而余留的牙已有相当部分患有不同程度的牙周病或龋病及继发病变。

（3）老年人由于缺牙时间过长，易造成邻牙的移位和对牙的伸长。

（4）牙槽嵴则因牙齿缺失的时间长短不一而呈现高低不平状。

6. 牙周组织条件差。

（1）随着机体的老化，口腔环境及全身状况均发生一定程度的变化。

（2）唾液流量减少，使老年人口腔的自洁作用降低，细菌容易黏附和聚集。

（3）老年人免疫功能降低，组织再生修复能力下降，糖尿病、心血管疾病增多，使牙周组织对局部刺激的抵抗力降低，疾病容易发生。

（4）有文献报道，动脉硬化牙周病患者的最初表现为牙周微血管的硬化，继而脉管血栓形成并发生坏死，说明动脉硬化对牙周病的发生发展有一定的影响。

7. 口腔卫生状况差。

（1）流行病学调查资料显示，老年人的菌斑指数、牙石指数均高于青年人。

（2）由于老年人身体各方面功能减退，且多患有一些全身性疾病，使其疏于实施口腔卫生护理。

（3）牙周组织萎缩造成的牙根暴露，牙本质过敏、根面龋以及食物嵌塞等，均给老年人自身口腔卫生措施的执行带来一定的困难。

（4）残冠、残根及松动牙的存在，也有碍口腔卫生措施的实行，同时由于唾液腺的萎缩，唾液流量减少，口腔的自洁功能下降。

六、诊断与鉴别诊断

（一）牙周病的诊断

1. 病史采集。

（1）了解患者的口腔卫生习惯、刷牙方式、使用牙线情况。

（2）询问是否有吸烟、糖尿病等全身系统性疾病史。

（3）家族中是否有类似的牙周疾病患者。

2. 临床检查。

（1）口腔卫生状况。观察牙面的菌斑、软垢、牙石堆积情况。

（2）牙龈状况。包括牙龈的颜色（正常为粉红色，炎症时为鲜红或暗红）、形态（正常边缘菲薄，紧贴牙面，炎症时龈缘变厚、肿胀）、质地（正常坚韧，炎症时松软脆弱）、出血情况（探诊是否易出血）。

（3）牙周探诊。使用专用的牙周探针测量牙周袋深度、附着丧失程度，并检查探诊出血、龈下牙石、根分叉病变等（图4-2）。

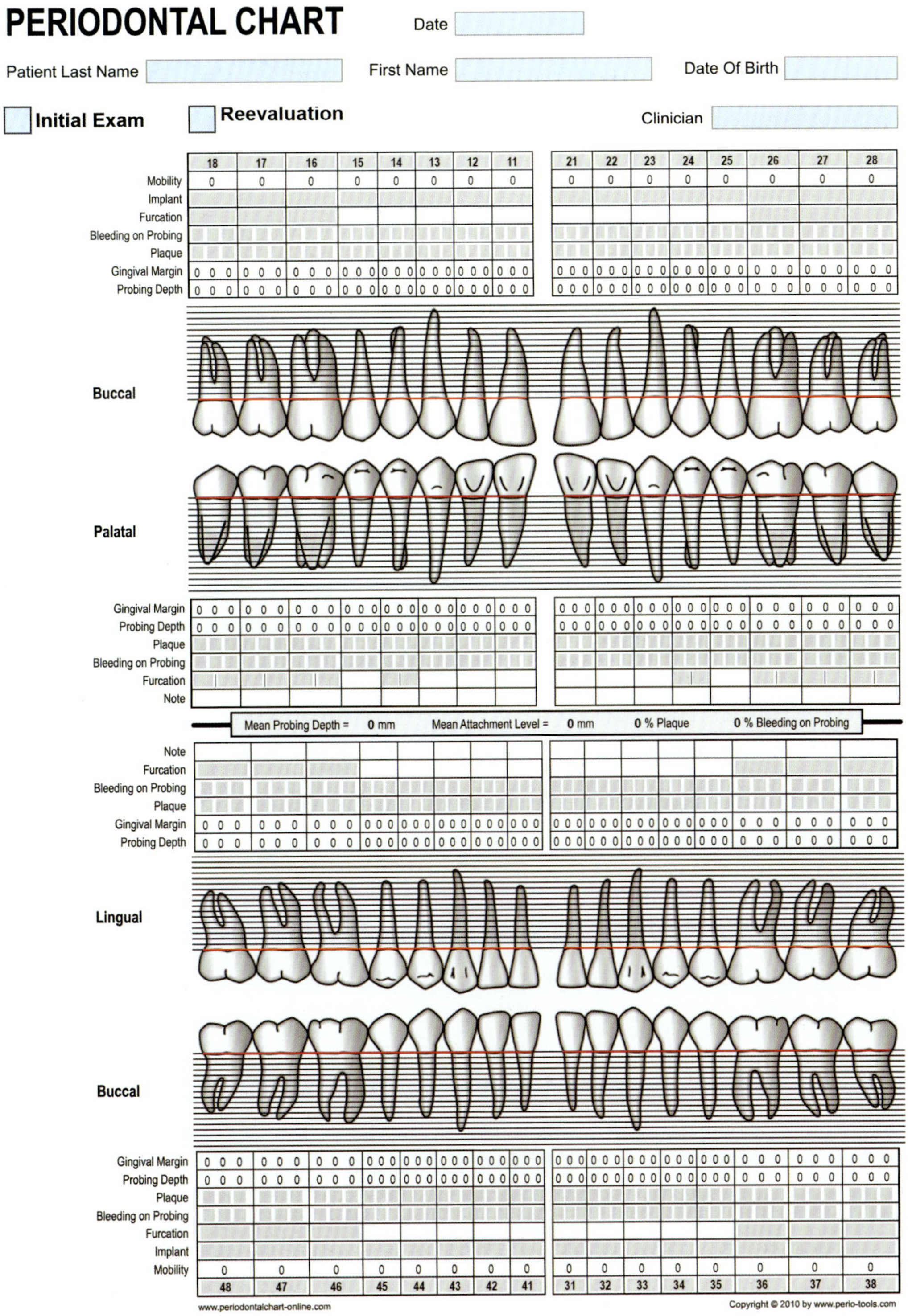

图4-2 牙周检查图表

1）菌斑指数（plaque index，PLI）。PLI 是用于衡量牙面菌斑量的一项指标。通过对菌斑的观察和评估，可以对口腔卫生状况进行量化和比较。通常会选择几个有代表性的牙面，根据菌斑的覆盖面积和厚度等来进行计分，从而得出菌斑指数。菌斑指数较高提示口腔卫生状况较差，需要加强口腔清洁。

2）牙周动度（mobility）。牙周动度通常可分为以下几级。①Ⅰ度：牙齿向唇（颊）舌侧方向活动幅度在 1 mm 以内；②Ⅱ度：牙齿向唇（颊）舌侧方向活动幅度在 1 ~ 2 mm 之间，伴有近远中方向的活动；③Ⅲ度：牙齿向唇（颊）舌侧方向活动幅度在 2 mm 以上，且伴有垂直方向的活动。

3）探诊出血（bleeding on probing，BOP）。临床上，通常使用牙科专用的器械，如牙周探针等来测量牙齿的动度。在牙周检查中，探诊出血通常不是通过计数来评估的，而是通过记录出血位点的比例来反映牙龈的健康状况。

例如，检查全口牙的多个位点（通常每颗牙检查 6 个位点：颊侧近中、中央、远中，舌侧近中、中央、远中），然后计算出血位点占总检查位点的比例。

如果出血位点比例较高，说明牙龈炎症较为严重；如果比例较低，则说明牙龈状况相对较好。也有研究或临床实践中会简单记录为"有出血位点"或"无出血位点"来初步描述牙龈的炎症情况。

4）牙周探诊深度（probing depth，PD）。PD 是评估牙周健康状况的重要指标之一。通常使用牙周探针来测量。测量方法是将牙周探针沿着牙面插入龈沟或牙周袋内，直至遇到阻力，探针上的刻度可以显示插入的深度。正常牙龈的龈沟深度一般不超过 3 mm。如果龈沟深度超过 3mm，就称为牙周袋。测量时，一般会选择每颗牙多个位点（如上所述的颊侧近中、中央、远中，舌侧近中、中央、远中）进行测量，并记录每个位点的深度，以全面了解牙周袋的分布和严重程度。牙周袋深度的增加通常提示牙周组织受到破坏和炎症的进展。

3. 影像学检查。

（1）X 线片：可以显示牙槽骨的吸收情况，包括水平型吸收、垂直型吸收等，以及牙周膜间隙的增宽、硬板的完整性等。

（2）CBCT：对于复杂的病例，CBCT 能更精确地显示牙槽骨的三维形态和病变范围。

4. 辅助检查。

（1）微生物学检查。对于一些难治性牙周炎，可通过培养和检测龈下菌斑中的微生物，以指导治疗。

（2）血液检查。对于怀疑与全身疾病相关的牙周炎，如糖尿病相关牙周炎，可能需要检测血糖等指标。

综合以上各项检查结果，医生可以对牙周病的类型、严重程度进行诊断，并制订相应的治疗计划。

（二）牙周炎的鉴别诊断

通过详细的病史采集、临床检查（包括牙周探诊、X 线检查、牙髓活力测试等）以及必要的实验室检查，有助于对牙周炎进行准确的诊断和鉴别诊断，从而制订合理的治疗方案。通常，牙周炎需要与以下疾病进行鉴别诊断。

1. 牙龈炎。

（1）牙龈炎病变只局限于牙龈组织，无牙周袋形成，牙槽骨无吸收，牙齿不松动。而牙周炎则有牙周袋形成、牙槽骨吸收和牙齿松动。

（2）牙龈炎的炎症通常比较局限，一般没有明显的牙周附着丧失。

2. 咬合创伤。

（1）单纯的咬合创伤可出现牙槽骨垂直型吸收、牙齿松动，但通常不会有牙龈炎症和牙周袋形成。

（2）通过调整咬合关系，牙齿松动等症状可明显改善。

3. 牙髓根尖周病。

牙髓根尖周病引起的牙周组织破坏多局限于个别牙，通过牙髓活力测试、X 线片可发现根尖周的病变。而牙周炎通常是多颗牙受累，且病变从牙龈开始，逐渐向深层发展。

4. 智齿冠周炎。

（1）以下颌智齿冠周炎多见，多发生于智齿萌出不全或阻生时。

（2）表现为智齿周围的牙龈红肿、疼痛，可有溢脓。但一般不会有广泛的牙周袋形成和牙槽骨吸收。

5. 肿瘤。

（1）牙龈瘤可表现为牙龈的肿块，但通常局限于单个牙的牙龈乳头，质地较韧。

（2）颌骨的肿瘤如成釉细胞瘤等，可导致牙槽骨的膨隆、吸收，X 线表现具有特征性。

七、牙周病的治疗

（一）原则

1. 彻底去除菌斑、牙石等病原因素，平整根面，教育患者保持良好的口腔卫生。

2. 对于不能保留的患牙，应尽早拔除，同时应充分考虑老年人的生理特点和对治疗的承受力，可选择适当的牙周手术和松动牙固定术以保存患牙。

3. 对于患有急性炎症或有慢性系统性疾病的患者，可辅以适当的全身药物治疗。

（二）适应证和禁忌证

1.老年人相关性牙周病治疗的适应证包括：

（1）牙龈炎，表现为牙龈红肿、出血、牙龈外形改变等。

（2）牙周炎，有牙龈炎症、牙周袋形成、牙槽骨吸收、牙齿松动等症状。

（3）牙周病导致的牙龈退缩、牙根暴露、食物嵌塞等。

2.老年人相关性牙周病治疗的禁忌证相对较少，常见的有：

（1）未控制的严重全身性疾病，如未控制的糖尿病、严重的心血管疾病等，可能会影响牙周治疗的效果和患者的耐受能力。

（2）血液系统疾病，如血小板减少性紫癜、白血病等，可能导致出血不止。

（3）急性传染病期间，如活动性肺结核等。

需要注意的是，具体的适应证和禁忌证应根据患者的个体情况，由医生进行综合评估和判断。

（三）治疗方法

1.非手术治疗。

（1）口腔卫生指导。①刷牙方法。向患者介绍正确的刷牙方法，如巴氏刷牙法，此法可以有效去除牙齿表面的菌斑和食物残渣，同时避免对牙龈造成损伤。②牙线和牙缝刷的使用。牙线和牙缝刷可以帮助去除牙齿之间的菌斑和食物残渣，特别是在牙齿邻面和牙龈沟处。③漱口。使用含氟漱口水可以帮助减少口腔中的细菌数量，预防龋齿和牙周病的发生。④定期口腔检查和清洁。建议患者定期进行口腔检查和清洁，以便及时发现和处理口腔问题。

（2）龈上洁治。使用超声波洁牙机或手工器械去除牙齿表面的菌斑、牙石和色素等沉积物。洁治可以有效地去除牙齿表面的污垢，改善口腔卫生状况。

（3）龈下刮治和根面平整。刮治是使用手工器械去除牙龈下的牙石和感染性物质。刮治可以深入到牙龈下，去除难以清洁的牙石和感染物质，促进牙周组织的愈合。

1）操作步骤。①术前准备：对患者进行全面的口腔检查，包括牙周袋深度、牙龈炎症程度、牙齿松动度等。拍摄 X 线片，了解牙根和牙槽骨的情况。向患者解释手术过程和注意事项，签署知情同意书。②局部麻醉：根据患者的情况，选择合适的麻醉方法，如局部浸润麻醉或神经阻滞麻醉，以确保手术过程中患者的舒适和无痛。③龈下刮治：使用专门的龈下刮治器械，如匙形刮治器、超声波刮治器等，从牙龈边缘开始，逐渐向根方刮除牙石、菌斑和感染物质。刮治时，若用 Gracey 器械，应认清工作刃，放入牙周袋时应使工作端的平面与牙根面平行，到达袋底后，器械应与牙根表面呈 45° 角，轻轻贴合牙根，避免损伤牙龈和牙根，探到牙石根方后，随即与牙面形成约 80° 角进行刮治（图 4-3、图 4-4）。手工龈下刮治是传统的龈下刮治方法，需要医生具备较高的技术水平和经验。医生使用手工器械，如匙形刮治器（图 4-5）、超声波刮治器等，通过手感和视觉判断，去除牙龈下的牙石和菌斑。超声波龈下刮治是一种较新的龈下刮治方法，使用超声波器械产生高频振动，将牙石和菌斑击碎并去除。超声波龈下刮治具有效率高、创伤小、患者舒适度高等优点，但需要医生掌握正确的操作技巧。④根面平整：在刮治的基础上，使用根面平整器械，如磨光器、锉等，对牙根表面进行平整，去除残留的牙石和菌斑，使牙根表面光滑。手工根面平整是传统的根面平整方法，需要医生具备较高的技术水平和经验。医生使用手工器械，如磨光器、锉等，通过手感和视觉判断，去除牙根表面的牙石和菌斑，使牙根表面光滑。超声波根面平整是一种较新的根面平整方法，使用超声波器械产生高频振动，将牙根表面的牙石和菌斑击碎并去除。超声波根面平整具有效率高、创伤小、患者舒适度高等优点，但需要医生掌握正确的操作技巧。⑤冲洗和上药：刮治和根面平整完成后，用生理盐水或双氧水冲洗牙周袋，清除残留的碎屑和感染物质。然后在牙周袋内放置消炎药物，如碘甘油、派丽奥等，以促进牙周组织的愈合。⑥术后处理：术后嘱患者 30 分钟内不要漱口，以免影响药物的作用。术后 1～2 天内可能会出现牙龈肿胀、疼痛等不适症状，可给予冷敷和止痛药缓解。术后 1 周内避免食用辛辣、刺激性食物，保持口腔清洁，定期复查。

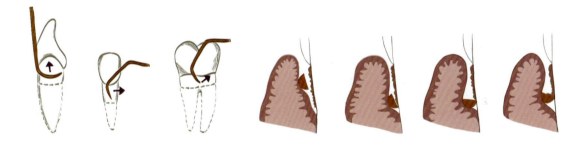

图 4-3　刮治方向　　　　　　　　　　图 4-4　龈下刮治时的器械角度

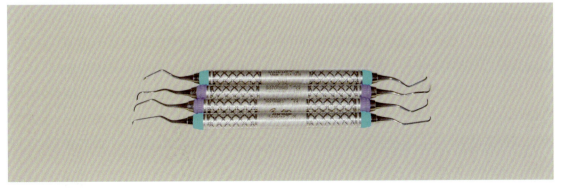

图 4-5　刮治器

2）临床注意事项：①术前应仔细检查患者的口腔情况，确定手术的适应证和禁忌证。对于患有严重全身性疾病、口腔感染未控制、凝血功能障碍等患者，应暂缓手术。②术中应注意操作轻柔，避免损伤牙龈和牙根。对于牙根表面不光滑、有龋坏或裂纹的牙齿，应特别小心，避免进一步损伤。③术后应密切观察患者的病情变化，及时处理术后并发症。如出现牙龈肿胀、疼痛、出血等症状，应给予相应的处理。

（4）药物治疗。①抗生素。抗生素可以用于治疗牙周病的急性感染，如牙周脓肿。常用的抗生素包括甲硝唑、阿莫西林等。②抗炎镇痛药。消炎药可以用于减轻牙周病的炎症和疼痛，如布洛芬、阿司匹林等。③止痛药。止痛药可以用于缓解牙周病引起的疼痛，如对乙酰氨基酚等。

（5）调整咬合。调整咬合是通过调整牙齿的咬合关系，减轻咬合创伤，促进牙周组织的修复。调整咬合可以使用咬合垫、正畸治疗等方法。

（6）松动牙固定术。①暂时性牙周夹板：利用细的不锈钢丝将松动牙及邻近健康牙拴结在一起，使松动牙暂时固定，也可配合复合树脂等粘结性材料联合使用，以增加固位效果，主要适用于前牙的个别牙或少数牙松动。这种暂时性牙周夹板一般可维持数月或更长，当牙周组织修复后，可拆除牙周夹板或换成永久性夹板。②永久性牙周夹板：是通过固定或可摘修复体的方式制成的夹板，主要适用于口内有多个牙松动，特别是前、后牙均有松动的情况。老年人由于其牙齿松动的特点，即口内松动牙多，且松动程度重，故老年人牙齿松动的治疗，多需永久性牙周夹板固定。对于那些既有缺失牙需修复治疗，又有松动牙需牙周夹板治疗的老年患者，可采用活动义齿带牙周夹板治疗。

（7）口腔修复治疗。口腔修复治疗是对于缺失牙齿的患者进行口腔修复治疗，如种植牙、固定义齿或活动义齿等，以恢复咀嚼功能和口腔美观。口腔修复治疗可以提高患者的生活质量，同时也可以减轻剩余牙齿的负担。

（8）定期复查和维护。①定期复查。建议患者定期进行口腔复查，以便及时发现和处理口腔问题。复查的时间间隔根据患者的具体情况而定，一般为3～6个月。②口腔清洁。患者应保持良好的口腔卫生习惯，每天刷牙两次，使用牙线和牙缝刷清洁牙齿，定期进行口腔清洁。③饮食调整。患者应避免食用辛辣、刺激性食物，减少吸烟和饮酒，保持饮食均衡。④运动和休息。患者应适当运动，保持充足的睡眠，提高身体免疫力。

总之，牙周病的非手术治疗是一个综合性的治疗过程，需要患者和医生共同努力。通过口腔卫生指导、洁治和刮治、根面平整、药物治疗、调整咬合、口腔修复治疗、定期复查和维护等措施，可以有效地控制牙周病的发展，促进牙周组织的愈合，提高患者的生活质量。

2. 手术治疗。

（1）牙周手术的目的。①清除感染组织。牙周袋内的细菌和炎症物质是导致牙周疾病的主要原因。通过手术可以清除牙周袋内的感染组织，减少细菌的数量，从而控制炎症的发展。②修复牙周组织的缺损。牙周疾病会导致牙周组织的缺损，如牙龈退缩、牙槽骨吸收等。通过手术可以修复这些缺损，恢复牙周组织的形态和功能。③改善牙周组织的血液循环。牙周疾病会导致牙周组织的血液循环障碍，从而影响牙周组织的营养供应和代谢。通过手术可以改善牙周组织的血液循环，促进牙周组织的修复和再生。

（2）牙周手术的适应证。①牙周袋深度超过 5 mm。牙周袋深度超过 5mm 时，单纯的非手术治疗难以彻底清除牙周袋内的感染组织，需要进行手术治疗。②牙槽骨吸收超过根长的 1/3。牙槽骨吸收超过根长的 1/3 时，会导致牙齿松动、移位等问题，需要进行手术治疗。③牙龈退缩。牙龈退缩会导致牙根暴露、牙齿敏感等问题，需要进行手术治疗来修复牙龈的缺损。④牙周脓肿。牙周脓肿是牙周疾病的急性发作，需要进行手术治疗来引流脓液，控制炎症的发展。⑤其他情况。如牙周牙髓联合病变、根分叉病变等，也需要进行手术治疗来解决问题。

（3）牙周手术的类型。①翻瓣术。翻瓣术是最常用的牙周手术之一。通过将牙龈瓣翻开，暴露牙根和牙槽骨，清除牙周袋内的感染组织和牙石，平整根面，最后将牙龈瓣复位缝合。②植骨术。植骨术是用于修复牙槽骨缺损的手术。通过在牙槽骨缺损处植入骨粉或自体骨，促进牙槽骨的再生和修复。③引导性组织再生术。引导性组织再生术是用于促进牙周组织再生的手术。通过在牙周袋内放置生物膜或其他材料，引导牙周组织再生，修复牙周缺损。④牙周成形手术。牙周成形手术是用于改善牙周组织形态和功能的手术。通过调整牙龈的形态和位置，改善牙周美观和功能。⑤牙冠延长术。牙冠延长术是用于延长牙冠的手术。通过手术将牙龈和牙槽骨向上移动，使牙冠暴露更多，从而改善牙齿的美观和功能。

（4）牙周手术的风险和并发症。①出血。手术过程中可能会出现出血，尤其是在翻瓣术和植骨术中。如果出血过多，可能需要进行止血处理。②感染。手术后可能会出现感染，尤其是在手术后的前几天。如果出现感染，需要及时进行抗感染治疗。③疼痛和肿胀。手术后可能会出现疼痛和肿胀，尤其是在手术后的前几天。如果疼痛和肿胀严重，可以使用止痛药和消炎药来缓解症状。④牙齿松动。手术后可能会出现牙齿松动，尤其是在手术后的前几天。如果牙齿松动严重，可能需要进行固定处理。⑤其他并发症。如神经损伤、牙根吸收等，也可能会在手术后出现。

（5）牙周手术的术后护理。①口腔卫生。手术后需要保持口腔卫生，使用漱口水和软毛牙刷清洁口腔，避免食物残渣留存和细菌在口腔内滋生。②饮食。手术后需要注意饮食，避免食用辛辣、刺激性食物和过硬的食物，以免刺激伤口。③休息。手术后需要注意休息，避免剧烈运动和劳累，以免影响伤口的愈合。④定期复查。手术后需要定期复查，以便及时发现和处理问题。

总之，牙周手术是一种用于治疗牙周疾病的外科手术。通过手术可以清除感染组织、修复牙周组织的缺损和改善牙周组织的血液循环，从而恢复牙周组织的健康和功能。在进行牙周手术前，患者需要了解手术的目的、适应证、风险和并发症，并做好术后护理工作。

（周汨，柴召午）

第二节　老年人牙龈病和牙周炎治疗的临床护理配合

一、护理评估

（一）健康史

1. 系统疾病与慢性病评估。牙周病与全身健康有着密切的联系，某些全身疾病可能影响或加快牙周病的发生和发展。因此，在询问老年患者的病史时，不可忽视系统病史，特别是与牙周病有关的系统性疾病，如是否有心脏起搏器、血液系统疾病（如白血病、血小板减少性紫癜等）、糖尿病、免疫功能紊乱、艾滋病及传染性疾病（如急性肝炎活动期、结核病）等。

（1）急性、慢性血液病患者的免疫力可能因疾病状态而受损，这使患者更易受到细菌感染，此外，某些血液病还可能导致凝血功能紊乱，使牙龈出血、肿胀等炎症反应进一步加剧。

（2）糖尿病是一种常见的内分泌疾病，它会导致局部免疫功能下降，而使牙周病的局部破坏加重。目前，相关研究认为糖尿病和牙周病是相互作用的关系。

（3）吞噬细胞数目减少和功能异常性疾病，主要有粒细胞缺乏症。因为中性多形核白细胞是维护牙周组织健康的重要防御细胞，所以它的功能缺陷会使牙周组织遭到破坏。

（4）艾滋病也是一种免疫缺陷疾病，会导致免疫力降低而出现牙周损伤。

（5）骨质疏松症会导致牙周病的牙槽骨吸收加快，使牙周破坏加重。

（6）神经系统疾病如阿尔茨海默病、帕金森病等，对于有认知障碍的患者应对其家属或监护人做好知情同意的工作；而对于肢体有不自主震颤的患者，在治疗时可能影响医生进行口腔临床操作。

2. 用药史。对老年患者的用药史应有全面的了解，尤其是近期或正在服用的药物。询问老年患者是否有咽反射、肢体震颤等症状。

3. 过敏史。对老年患者应进行全面了解，尤其是以前进行口腔治疗时相关的过敏史，避免因局麻药物等选择不当引起过敏。

4. 全身治疗史。

（1）糖尿病患者的血糖控制不佳时，全身抵抗力会下降，病原体在口腔内易造成感染，从而引起或加重牙龈炎和牙周炎。在治疗牙龈炎和牙周炎的同时，需要积极控制血糖水平，以提高治疗效果并预防复发。

（2）心脏支架。有心脏支架的患者常规服用抗血小板药物或抗凝药物，进行有创操作（例如牙龈手术、牙周治疗等）前应检测其凝血功能，必要时进行相关专科会诊。

（3）放疗、化疗。口腔有创操作，例如老年患者做龈上洁治术、龈下刮治术等操作可能导致患者出现伤口不愈合、骨坏死等。

5. 口腔治疗史。多数老年人进行过多次的口腔治疗，了解患者的既往口腔治疗史，尤其是牙龈炎、牙周炎相关的病史，着重了解患者对既往牙龈炎、牙周炎的治疗或其他口腔治疗方式的感受与评价，明确患者的期望值和配合度。

6. 口腔卫生状况及卫生习惯。口腔卫生是指口腔内牙齿完好、无龋洞，牙龈颜色正常、无炎症，老年人口腔卫生与全身健康密切相关。不良口腔卫生会导致龋病和牙周病，牙周病是影响老年人口腔健康的主要疾病。

7. 评估心理状态。通过与老年患者的交流，评估其心理承受能力、对手术的认知程度以及是否存在紧张、焦虑等情绪。

（二）口腔状况

1. 牙龈炎患者的牙龈改变情况。龈乳头变为圆钝肥大，表面光滑发亮；质地变得松软脆弱，缺乏弹性。牙龈炎患者的龈沟液渗出增多，严重者牙龈沟溢脓。

2. 牙龈炎患者龈沟探诊。探诊可加深，龈沟达 3 mm 以上，形成假性牙周袋；轻触（或探诊）牙龈即出血。

3. 患者自觉症状常有刷牙或咬硬物时出血。老年患者还有口臭、局部牙龈肿胀等不适。

4. 牙周炎患者的四大典型表现，包括牙龈炎症、牙周袋形成、牙槽骨吸收和牙齿松动。重度牙周炎还伴有牙龈萎缩、根面暴露、根面龋、牙周脓肿、食物嵌塞、口臭及逆行性牙髓炎等。

5. 患者出现牙齿松动或（和）移位，病程进展很快，牙齿松动严重患者会自动脱落或需要专业口腔医生拔除。

6. 患者出现牙周脓肿，可有急性面容、体温升高、淋巴结肿大等症状。

（三）辅助检查

1. 影像学检查，包括 X 线片、CBCT 等，了解牙周组织的破坏程度和范围，有无牙槽骨吸收及吸收的程度。

2. 实验室检查，包括血液检查、唾液检查等，了解患者的全身健康状况和牙周炎或牙龈炎的病因。血液检查尤为重要，查血项目包括血常规、血液传染病检查（包括乙肝五项、丙肝抗体、梅毒抗体和艾滋病抗体等）、凝血功能检查、血糖等。

（四）心理—社会状况

1. 了解患者是否因牙龈慢性红肿、出血、口臭等产生压抑、自卑心理，极易产生焦虑情绪；牙周炎患者因疼痛可出现烦躁、性格变化等情况。

2.评估患者对牙龈炎和牙周炎等口腔疾病的认知情况，对治疗程序、配合方法、费用、预后的了解程度以及对口腔卫生保健的知晓情况。

3.了解患者对治疗是否有紧张或恐惧心理，是否做好足够的思想准备，医护人员应用专业的微笑、亲切温柔的语言与患者沟通，用适当的肢体语言安慰患者，给予患者易于接受的心理疏导。

4.了解患者是否有接受治疗的经济承受能力。

（五）评估指标

1.牙周炎程度，包括老年患者的牙龈炎、牙周炎、牙周脓肿等。

2.牙周组织健康程度：包括老年患者的牙龈、牙槽骨、牙周膜的健康情况等。

3.口腔卫生状况：包括检查菌斑、软垢、牙石和色渍沉积情况，有无食物嵌塞、牙齿结构异常、口臭等。

4.生活习惯：包括老年患者的日常饮食、作息、运动情况等。老年患者是否会正确刷牙、是否有漱口和正确使用牙线的习惯等。

5.心理状况：包括老年患者是否有生活或家庭带来不同程度的压力、焦虑、抑郁等。

6.治疗效果及感受：包括老年患者在口腔治疗后牙周炎控制、牙周组织恢复情况等，询问老年患者对牙周炎护理中的体验感和护理效果的主观感受及满意度。

二、护理诊断 / 护理问题

1.牙龈组织受损。老年人的牙龈组织受损与牙龈炎症、牙周组织炎症有关。

2.舒适的改变。老年人的舒适改变与牙龈红肿、出血、牙齿松动、牙根暴露等有关。

3.自我形象紊乱。老年人的自我形象紊乱与牙龈红肿、口臭、牙齿移位或脱落、戴义齿不适应等有关。

4.知识缺乏。老年人口腔知识缺乏与缺乏牙龈炎、牙周炎等疾病的相关知识有关，与缺乏自我口腔护理的相关知识有关。

5.焦虑。与担心自身情况不能很好地配合治疗有关；与担心疾病预后达不到预期有关。

6.营养失调。与牙齿松动或脱落，影响进食导致机体摄入减少有关。

三、护理目标

1.老年患者了解牙龈炎或牙周炎的特点、治疗方法及预后效果。

2.老年患者牙龈炎或牙周炎的炎症逐渐减轻或消失，口臭消除或好转。

3.老年患者掌握正确的刷牙方法、使用牙线的方法及自我控制菌斑的方法，纠正不良生活习惯和饮食习惯。

4. 恢复老年患者的咀嚼功能，提升营养状况，改善口腔美观问题。

四、护理措施

（一）龈上洁治术的护理

1. 心理护理。龈上洁治术前的心理护理是确保老年患者能够顺利进行手术，并减轻其紧张情绪的重要环节。以下是具体的心理护理措施：

（1）为老年患者进行龈上洁治术前，应用通俗易懂的话语向老年患者介绍治疗的重要性和必要性，可通过展示牙齿模型、图片等形式，让患者对牙齿、牙龈有初步的了解。

（2）让患者对健康牙齿、牙龈的形态及功能有正确的认识。

（3）向患者详细解释龈上洁治术的目的、过程、预期效果，以及可能出现的轻微不适感（如酸痛、出血等），让患者对手术有正确的预期，使其有足够的心理准备。

（4）强调治疗的安全性，告知患者在正规专业的医院或诊所进行治疗，医生有丰富的经验，且洁牙器械会经过严格消毒，以确保手术的安全性。

（5）为老年患者耐心解答疑问，消除其顾虑和不安。

（6）提供心理支持，鼓励患者放松心态，通过深呼吸、听音乐等方式缓解紧张情绪。对于特别紧张的患者，可以给予适当的心理安抚和疏导。

2. 用物准备（图 4-6）。

（1）常规用物，包括一次性的口腔器械盘、围兜、纸杯、棉签、防污膜、一次性医用手套、医用帽、口罩、隔离衣、防护面罩和防护镜、三用枪、吸唾管。

（2）龈上洁治用物，包括超声洁牙机、洁牙手柄、洁牙钥匙、洁牙工作尖、抛光杯、低速牙科手机。

（3）材料和药品，包括凡士林、2%氯己定、3%双氧水、1%碘伏、抛光膏、碘甘油、一次性牙刷、牙模型，必要时准备喷砂用物。

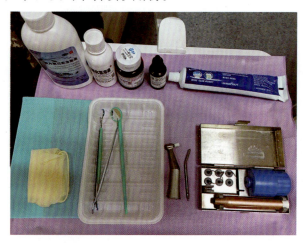

图 4-6　用物准备

3. 护理配合。

龈上洁治术的临床护理配合见表 4-1。

表 4-1　龈上洁治术的临床护理配合

操作流程	护士配合流程
1. 治疗前准备	核对患者的病历、姓名、性别、年龄等基本信息 协助患者保持舒适体位，引导老年患者缓慢、平稳上牙椅，系好围兜 准备超声洁牙机，连接吸唾管 用凡士林棉签润滑患者口角，防止口镜牵拉引起患者不适 传递口镜、探针等检查器械给医生，及时调节椅位及光源，配合医生进行口腔检查 询问患者是否有活动假牙、种植牙或烤瓷牙等，如有活动假牙需要在洁治前取下来；如有种植牙洁治前需要准备特殊器械；如有烤瓷牙，需要动作轻柔，尽量减少对烤瓷牙的刺激和损伤
2. 治疗前沟通	向老年患者解释洁牙的目的、流程和注意事项，解释洁治过程中可能出现的不适，如酸、痛、胀、牙龈出血等，及治疗的时间和费用，以取得患者配合 嘱老年患者在治疗过程中用鼻呼吸，不能用口呼吸，避免误吸和呛咳；如有不适，应举左手示意 告知患者不能突然讲话和转动身体，避免口腔器械划伤口腔软组织或脸部等 告知患者使用吸唾管及时吸出口内喷水及唾液，以降低患者呛咳的风险 指导患者仔细阅读知情同意书并指出重点内容，如在治疗过程中可能出现的不适反应和风险，帮助患者理解并签字
3. 洁牙	
（1）医护患的防护	医护人员穿戴好一次性口罩、帽子、手套、面罩及防护服，为患者戴好护目镜，并在综合牙椅的灯把、托盘扶手、三用枪及按键等处贴防污膜
（2）清洁口腔	
（3）洁治	根据牙结石的厚度调节洁牙机的工作频率和水雾，护士注意操作体位，然后踩脚踏开关进行洁治 综合牙椅调节为治疗位，调好头托，让患者处于合适且舒适的体位，左手握持口镜牵拉口角，右手及时吸唾，保持术野清晰，减轻患者的不适感 适时使用三用枪冲洗口腔治疗区域和口镜，保持治疗区清晰
（4）抛光	护士在治疗过程中时刻关注患者的状态和表情，应持续鼓励、安抚患者情绪 取适量抛光膏于每一颗牙面，然后轻压低速弯机头前端的抛光杯或抛光刷匀速移动，以清除残留色素及细小牙石，抛光牙面，橡皮杯缘略进入龈下，并保持牙面湿润 抛光后嘱患者用纸杯的无菌水多次漱口，把口腔内的抛光膏和小碎石漱干净
（5）冲洗上药	必要时喷砂洁牙，患者牙面色素沉积（如烟斑、茶渍等）较多时，可用喷砂枪做全口或部分牙齿喷砂，在操作前先调节合适的喷砂量及水雾，准备棉卷及纱布，注意保护好患者的牙龈、口腔黏膜或面部 用三用枪冲洗口腔牙齿和牙龈，及时吸除口腔液体和碎屑（图 4-7） 用一次性冲洗针筒提前抽吸好 2% 氯己定冲洗液和 3% 双氧水，传递给医生，进行牙龈袋交替冲洗，然后嘱患者多漱口 根据患者情况给予牙周袋内上药，一般使用碘甘油，也可以使用碘酚

续表

操作流程	护士配合流程
4.治疗后的护理	嘱患者反复漱口 递予患者纸巾和小镜子,协助其擦拭脸部的污物或血迹,指导查看洁治后牙齿、牙龈等口腔情况,询问患者对洁治后的效果是否满意 取下胸巾,移开治疗台,牙椅复位 协助老年患者缓慢下牙椅,询问患者是否有身体不适,如头晕、心慌等,如有不适立即停止治疗或躺平,马上把腕式血压计拿到椅旁为患者测量血压,然后让患者休息片刻,待身体感受恢复平稳方可离开,以免发生头晕跌倒 为患者讲解术后注意事项及健康宣教,预约复诊时间
5.诊疗单元的处理	整理用物,垃圾按医疗垃圾分类处理,清洁、消毒 物品、药剂及设备归位放置

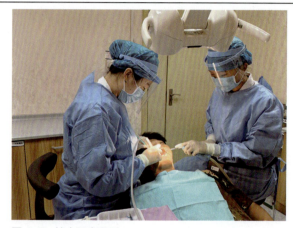

图4-7　护士配合吸唾

4.健康指导。

（1）改变饮食习惯。告知患者洁治术后短期内可能出现牙齿（及牙龈）敏感不适,因为去除牙石后牙根暴露,应避免过冷、过热等刺激性食物或饮料。一般持续时间较短,随着时间的延长症状会好转,建议使用脱敏牙膏。如果加重应随时就诊。短期内避免进食易着色的食物和饮料。

（2）洁治术后24小时内牙龈会有轻微渗血,属正常现象。避免用舌头吮吸牙龈和反复吐唾液,如果出血较多或出血时间较长,需要及时到院检查并处理。

（3）学会使用牙齿清洁工具。洁治术后可能感觉牙缝变大或牙齿变长,有食物嵌塞等现象,因为牙石比较多的牙龈炎患者,去除牙石牙龈消肿退缩后感觉牙齿有缝隙,需要使用牙线、牙缝刷和牙冲器等清洁工具。

（4）嘱患者30分钟内勿漱口、饮水或进食,以保证给牙周袋上药的疗效。

（5）强调口腔保健和每年定期洁牙的重要性。使用软毛牙刷认真清洁牙齿的各个面。每天至少刷牙两次,早晚各一次,每次刷牙时间不少于3分钟,以保持口腔清洁;用餐后可用漱口水漱口，进一步清洁口腔，并防止食物残渣残留；定期使用牙线、牙间隙刷、冲牙器等清洁工具；保持定期洁牙，清除牙齿的菌斑、牙结石等。

（二）龈下刮治术（根面平整术）的护理

1. 心理护理。

（1）为老年患者进行龈下刮治术前，应用通俗易懂的话语向老年患者介绍治疗的重要性和必要性，可通过展示牙齿模型、图片及视频等科普形式直观地帮助患者更好地理解手术过程，强调该手术对于改善牙周健康、预防牙周病进一步发展的关键作用。

（2）让患者对健康牙齿、牙龈的形态及功能有正确的认识。

（3）向患者详细解释龈下刮治术的目的、过程、预期效果，以及可能出现的不适感（如疼痛、出血等），让患者对手术有正确的预期，使其有足够的心理准备配合治疗。

（4）强调治疗的安全性。告知患者，在正规的医院或诊所，医生专业并有丰富经验，洁牙相关器械会经过严格灭菌消毒，以确保手术成功率。

（5）为老年患者耐心解答疑问，消除其顾虑和不安，针对患者可能关心的疼痛、出血、术后恢复等问题进行详细说明。

（6）提供心理支持，鼓励患者放松心态，通过深呼吸、听音乐等方式缓解紧张情绪。对于特别紧张的患者，可以给予适当的心理安抚和疏导。

2. 用物准备（图4-8）。

（1）常规用物，包括一次性的口腔器械盘、围兜、纸杯、棉签、防污膜、一次性医用手套、医用帽、口罩、隔离衣、防护面罩和防护镜、三用枪、吸唾管。

（2）龈下刮治术用物，包括牙周探针、龈下超声洁牙机、龈下工作尖、龈下刮治器一套、洁牙手柄、洁牙钥匙、抛光杯、低速牙科手机。

（3）材料和药品，包括凡士林、表麻药、局麻药、注射器、2%氯己定、3%双氧水、1%碘伏、抛光膏、碘甘油、一次性牙刷、牙模型，必要时准备喷砂用物。

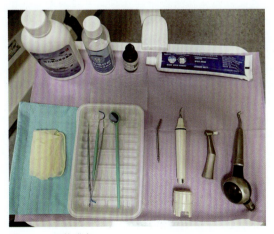

图4-8 用物准备

3. 护理配合。

龈下刮治术（根面平整术）的临床护理配合见表4-2。

表4-2 龈下刮治术的临床护理配合

操作流程	护士配合流程
1. 治疗前准备	核对患者的病历、姓名、性别、年龄等基本信息 协助患者保持舒适体位，引导老年患者缓慢、平稳上牙椅，系好胸巾 用凡士林棉签润滑患者口角，防止口镜牵拉引起患者不适 传递口镜、探针等检查器械给医生，及时调节椅位及光源，配合医生进行口腔检查 询问患者是否有活动假牙、种植牙或烤瓷牙等，如有活动假牙需要在刮治前取下来；如有种植牙刮治前需要准备特殊器械；如有烤瓷牙，需要动作轻柔，尽量减少对烤瓷牙的刺激和损伤
2. 治疗前沟通	向老年患者解释龈下刮治的目的、流程和注意事项，解释治疗过程中可能出现的不适，如酸、痛、胀、牙龈出血等，及治疗的时间、次数和费用，以取得患者理解和配合 嘱患者在治疗过程中用鼻呼吸，不能用口呼吸，避免误吸和呛咳；如有不适，应举左手示意 告知患者不能突然讲话和转动身体，避免口腔器械划伤口腔软组织或脸部等 告知患者使用吸唾管及时吸出口内喷水及唾液，以降低呛咳的风险 指导患者仔细阅读知情同意书并指出重点内容，如在治疗过程中可能出现的不适反应和风险，帮助患者理解并签字
3. 龈下刮治术	
（1）医护患的防护	医护人员穿戴好一次性口罩、帽子、手套、面罩及防护服，为患者戴好护目镜，并在综合牙椅的灯把、托盘扶手、三用枪及按键等处贴防污膜
（2）清洁、消毒口腔	用2%氯己定含漱清洁口腔，减少刮治时喷雾的细菌数量，从而减少诊室内的空气污染 递给医生碘伏棉签，消毒口腔牙龈
（3）龈下刮治	用棉签蘸取表面麻醉膏（盐酸奥布卡因凝胶）涂于患者的牙龈处，遵医嘱准备局部麻醉药（阿替卡因肾上腺素注射液），抽吸好并传递给医生，用口镜轻拉口角暴露口腔，协助医师注射 根据牙结石的厚度调节龈下洁治机的工作频率和水雾，并更换工作尖，根据患者情况配合进行全口或者半口龈下刮治 将吸引管放在后磨牙区舌侧协助吸唾，避免放入过深刺激咽部发生咽反射。强力吸引管用于吸引超声喷溅的水雾 根面平整，遵医嘱准备不同型号手用刮治器，选择型号适合的刮治器递予医师。5/6号刮治器用于前牙区，7/8号刮治器用于后牙颊舌侧，11/12号刮治器用于后牙近中，13/14刮治器用于后牙远中 刮治完成后，传递探针给医师，协助检查龈下牙石是否清理干净 禁止接触黏膜，以免损伤黏膜。及时用三用枪吹净口镜，保持医生治疗时视野清晰。刮治后磨牙区时，使用吸引管吸唾的同时向外牵拉口角，暴露治疗区 综合牙椅调节为治疗位，调好头托，让患者处于合适且舒适的体位，左手握持口镜牵拉口角，右手及时吸唾
（4）抛光	适时用三用枪冲洗口腔治疗区域和口镜，保持治疗区清晰 护士在治疗过程中时刻关注患者的状态和表情，应持续鼓励、安抚患者的情绪

操作流程	护士配合流程
（5）冲洗上药	取适量抛光膏于每一颗牙面，然后轻压低速弯机头前端的抛光杯或抛光刷匀速移动，以清除残留色素及细小牙石，抛光牙面，橡皮杯缘略进入龈下，并保持牙面湿润 抛光后嘱患者用纸杯的无菌水多次漱口，把口腔内的抛光膏和小碎石漱干净 必要时配合喷砂洁牙，患者牙面色素沉积（如烟斑、茶渍等）较多时，可用喷砂枪做全口或部分牙齿喷砂，在操作前先调节适合的喷砂量及水雾，准备棉卷及纱布，注意保护好患者的牙龈、口腔黏膜或面部 用三用枪冲洗口腔牙齿和牙龈，及时吸除口腔液体和碎屑 用一次性冲洗针筒提前抽吸好2%氯己定冲洗液和3%双氧水，传递给医生，进行牙龈袋交替冲洗，然后嘱患者多漱口 根据患者情况给予牙周袋内上药，一般使用碘甘油，也可以使用碘酚
4. 治疗后的护理	嘱患者反复漱口 递予患者纸巾和小镜子，协助其擦拭脸部的污物或血迹，指导查看治疗后牙齿、牙龈等口腔情况，询问患者对治疗后的效果是否满意 取下胸巾，移开治疗台，牙椅复位 协助老年患者缓慢下牙椅，询问患者是否有身体不适，如头晕、心慌等，如有不适立即停止治疗或躺平，马上把腕式血压计拿到椅旁为患者测量血压，然后让患者休息片刻，待身体感受恢复平稳方可离开，以免发生头晕跌倒 为患者讲解术后注意事项及健康宣教，预约复诊时间
5. 诊疗单元的处理	整理用物，垃圾按医疗垃圾分类处理，清洁、消毒 物品、药剂及设备归位放置

4. 健康指导。

（1）告知患者每次治疗结束后缓慢起身，需要在候诊大厅休息至无任何不适再回家，避免头晕跌倒。

（2）治疗后1~3天唾液中带血丝为正常现象，忌反复吐唾液或吮吸牙龈，容易引起牙龈流血增多，如出现大块血凝块或活动性出血，请用棉球压迫出血点，及时到院检查并处理。

（3）治疗后因炎症得到控制，牙龈肿胀消退可能出现牙间隙，前牙牙间隙可能影响美观，后牙可能出现食物嵌塞现象，需要使用牙线、间隙刷等清洁工具，重点清洁牙齿缝隙和牙龈组织。

（4）改变饮食习惯。告知患者刮治术后短期内可能出现牙齿（及牙龈）敏感不适，因为去除牙石后牙根暴露，应避免过冷、过热等刺激性食物或饮料。一般持续时间较短，随着时间的延长症状会好转，建议使用脱敏牙膏。如果加重应随时就诊。

（5）嘱患者30分钟内忌饮水、漱口和进食，以保证给牙周袋上药的疗效。

（6）口腔卫生的维护对牙周健康十分重要，每次刷牙不少于3分钟，科学刷牙，正确使用牙线、牙间隙刷、冲牙器等清洁工具。

（4）营养膳食，科学补充富含蛋白质、维生素 A、维生素 D、维生素 C 及钙和磷的营养食物，增强牙周组织对致病因子的抵抗力和免疫力。

五、护理评价

1. 患者牙龈红肿、出血和疼痛等症状逐渐减轻或消失，口臭消除或好转，牙龈形态恢复正常，无明显红肿或增生，生活质量提高。

2. 减轻就诊过程中的恐惧，积极配合治疗及护理。

3. 恢复老年患者的咀嚼功能，提升营养状况，改善口腔美观问题。

4. 明确口腔牙龈炎、牙周炎相关知识，建立牙齿需要终身维护、定期复查的观念，保持良好的口腔卫生习惯。

六、护理要点

1. 多倾听老年患者的诉说，并实现共情。由于老年患者经常会感到孤独和失落，口腔问题也给患者带来情绪的波动，因此，在老年患者的诊疗过程中，护理人员应微笑接待，以温暖的态度传递关怀，主动提供服务以满足患者的合理需求。同时，要积极倾听患者的真实想法，通过共情理解来把握他们的情感和期望，切实提高患者的就诊体验。

2. 保证有效的护患沟通。术前、术中及术后的沟通非常重要，术前告知患者治疗整体流程、时间和总体费用，耐心告知术中可能出现的不适、应对方法和注意事项；术中仔细观察患者的微表情和需求，及时给予心理护理使患者放松心情，站在患者的角度给予关心和帮助；术后讲解注意事项和健康宣教。同时，与患者交流时，护理人员应避免使用激烈或刺激性的言语，以预防患者因情绪波动而导致的血压变化。

3. 传递冲洗针头前，再次确认针头安装紧密，防止针头脱落掉入患者口中引起误吞误吸的不良事件。

4. 口腔卫生宣教与维护应贯穿治疗的始终，帮助老年患者树立正确的口腔健康观念，消除"人老掉牙、不用治疗"等旧观念；根据老年患者的个体特点，如对口腔卫生的态度、遵医能力、理解能力等，有针对性、循序渐进地为老年患者提供口腔卫生指导，使其掌握科学的口腔保健方法。

5. 在老年患者上下牙科治疗椅时，护理人员需细心叮嘱他们保持缓慢、平稳的动作，谨防因体位急剧变化而引发体位性血压波动。

七、标准回访及管理

（一）牙龈炎患者的标准回访及管理

1. 牙龈炎患者治疗后的标准回访。

（1）首先记录牙龈炎患者的基本信息及治疗的相关情况，如患者牙龈红肿、出血及主诉的其他相关问题。

（2）根据患者治疗情况，24～72小时以内给患者电话回访，询问龈上洁治术后是否不适，如有无疼痛、出血和肿胀，牙龈敏感症状或相关症状是否缓解，并给予专业解释。

（3）询问患者刷牙的方式，并耐心讲解正确的刷牙方法。

（4）针对患者回家后口腔或身体的相关情况作出必要的解释，告知处理方式，给予心理安抚。

（5）告知患者术后注意事项，并做口腔健康宣教。

（6）询问患者对本次诊疗全程是否满意，并请患者提出意见和建议。

（7）患者如需复诊，提醒复诊时间。

2. 牙龈炎患者的管理。

（1）为老年牙龈炎患者做管理是非常重要的，在龈上洁治术后做标准回访的方式有电话回访、微信推送及短信回访，可根据患者的年龄、需求等选择能接受的回访方式。

（2）微信回访的时间分为三个阶段：洁治术后24～48小时，微信推送治疗后注意事项的回访内容；洁治术后1周，微信推送回访内容有牙龈的恢复情况和治疗的满意度调查；洁治术后1年，微信推送提醒口腔保健需要定期洁牙，建议患者近期预约洁牙时间。

（二）牙周炎患者的标准回访及管理

1. 牙周炎患者治疗后的标准回访。

（1）护士记录牙周炎患者的基本信息及治疗的相关情况，如患者牙龈红肿出血、牙槽骨萎缩吸收、牙齿松动及主诉的其他相关问题。

（2）一般牙周炎患者在术后第2日回访，根据患者牙周情况，牙周情况严重患者第3～7日需要进行二次回访。

（3）询问患者术后是否不适，如有无疼痛、出血和肿胀，询问患者有无牙龈的敏感和牙齿松动情况，或出现相关症状后是否缓解。针对患者的情况作出必要的解释，告知相关处理方式，给予心理安抚。

（4）询问患者刷牙的方式，并耐心告知正确的刷牙方法。

（5）告知患者术后注意事项，并做口腔健康宣教。

（6）询问患者对本次诊疗全程是否满意，并请患者提出意见和建议。

（7）根据医嘱和电话回访患者反馈的情况，提醒患者复诊时间。

2. 牙周炎患者的管理。

（1）为老年牙周炎患者做管理是非常重要的，在龈下刮治术后做标准回访的方式有电话回访、微信推送及短信回访，可根据患者的治疗情况、年龄及需求等选择能接受的回访方式。

（2）微信回访的时间分为三个点：刮治术后第2天微信推送回访内容；龈下刮治术后1周微信推送，回访内容有牙齿敏感、牙龈红肿、出血的恢复情况及治疗的满意度调查；术后1年微信推送，提醒口腔保健需要定期洁牙，建议近期预约洁牙时间。

八、专业机械牙齿清洁护理配合

（一）专业机械牙齿清洁

专业机械牙齿清洁，即牙科专业齿面清洁（professional mechanical tooth cleaning，PMTC），是一种专业化预防技术，由专业牙医或牙医助理在椅旁操作的牙齿清洁技术。主要内容是通过专业器械和氟化物的使用，对牙面、牙缝隙、牙龈进行全面清洁，以彻底去除刷牙无法清除的牙菌斑和细菌，从而预防和减少口腔疾病的发生。

（二）PMTC的操作流程及护理配合

1.用物准备。

（1）常规用物，包括一次性口腔器械盘、围兜、开口器、纸杯、棉签、棉球、一次性手套、帽子、防污膜、三用枪、吸唾管、抛光杯、低速牙科手机、5 mL的弯头冲洗针筒、小镜子、防护面罩和防护镜、隔离衣等。

（2）材料及药物，包括菌斑显示剂、研磨膏、涂氟剂、2%氯己定药液、一次性牙刷、牙模型等。

2.PMTC的操作流程及护理配合见表4-3。

表4-3　PMTC的临床护理配合

操作流程	护士配合流程
1.治疗前准备	核对患者的病历、姓名、性别、年龄等基本信息 协助患者保持舒适体位，引导老年患者缓慢、平稳上牙椅，系好胸巾 用凡士林棉签润滑患者口唇周围，防止嘴唇干裂，避免将染色剂染在唇侧或黏膜引起患者不适 传递口镜、探针等检查器械给医生，及时调节椅位及光源，配合医生进行口腔检查
2.治疗前沟通	向老年患者解释PMTC的作用、流程、操作所需时间及费用，告知操作的整个过程无痛、无出血，过程中可能出现的不适如酸、胀等，以取得患者配合 告知患者不能突然讲话和转动身体，避免口腔器械划伤口腔软组织或脸部等 指导患者仔细阅读知情同意书并指出重点内容，如在治疗过程中可能出现的不适反应，帮助患者理解并签字
3.PMTC操作	
（1）医护患的防护	医护人员穿戴好一次性口罩、帽子、手套、面罩及防护服，为患者戴好护目镜，并在综合牙椅的灯把、托盘扶手、三用枪及按键等处贴防污膜

操作流程	护士配合流程
（2）涂牙菌斑显示剂	用 2% 氯己定含漱清洁口腔，减少洁治时喷雾的细菌数量，从而减少诊室内的空气污染 用棉签或小棉球蘸取牙菌斑显示剂（一般用 2% 碱性品红溶液），涂于龈缘附近的牙面上，嘱患者再次漱口后，牙面被红色液体附着比较多的地方，就是附着的牙菌斑和软垢 递小镜子给患者看自己的牙齿，讲解指出哪些部位有牙菌斑显示。注意涂抹显示剂时不要染到患者的衣服或皮肤上
（3）专业清洁	连接小毛刷于慢机头，蘸取研磨膏（提前准备于一次性口腔器械盘内），清洁牙齿的颊侧面、咬合面 必要时用蘸取双氧水小棉球清洁咬合面 取适量抛光膏于每一颗牙面，然后轻压低速弯机头前端的抛光杯或抛光刷匀速移动，以清除每一颗牙的每个面，能去除牙菌斑和部分不顽固的细小色素、烟、茶渍等 清洁牙齿邻面，用牙线和牙缝刷清洁每一颗牙齿的邻接面，牙线在邻面上下提拉时注意速度不能过快，以免引起患者不适
（4）冲洗上药	先用三用枪冲洗口腔，将残留的牙菌斑和研磨膏充分冲洗干净，让患者刷牙后，再将提前用 5 mL 的冲洗针筒抽吸好的 2% 氯己定药液传递给医生冲洗。然后嘱患者多漱口
（5）涂氟	再根据患者情况给牙周袋内上药，一般使用碘甘油，也可以使用碘酚 对牙齿进行氟化物涂布，主要作用有抗炎、预防龋齿等，嘱患者半小时不能吃东西或喝水
4. 治疗后的护理	递予患者纸巾和小镜子，协助其擦拭脸部的水渍或污物，指导查看牙齿、牙龈等口腔情况，询问患者对治疗后的效果是否满意 取下胸巾，移开治疗台，牙椅复位
5. 刷牙指导与健康宣教	协助老年患者缓慢下牙椅，询问是否有身体不适 为患者讲解正确刷牙、使用清洁工具的方法及健康宣教，预约 3 个月后复诊时间
6. 诊疗单元的处理	整理用物，垃圾按医疗垃圾分类处理，清洁消毒 物品、药剂及设备归位放置

3. 健康指导。口腔预防大于治疗，定期进行 PMTC，可以有效控制口腔内菌群的数量，减少牙菌斑的堆积与矿化，有效预防龋齿、牙周疾病等口腔问题；同时，还可以及时了解口腔内牙齿的生长和病变情况，并增强牙齿的抵抗能力。此外，还可以维持牙周治疗的效果。如果有牙结石，需要先做龈上洁治术再做专业机械牙齿清洁。

（三）回访

1. 24 ~ 48 小时内给患者回访，询问患者 PMTC 后的感受，如敏感症状是否有好转，告知如果有敏感也不用紧张，一般 1 周左右会消失。

2. 询问患者是否一直存在酸痛症状，建议使用抗敏感牙膏，一般 1 个月左右会改善。

3. PMTC 后 3 天内不要进食过热、过冷或辛辣的食物，以免对牙齿造成刺激引起不适。

4. 嘱患者使用正确的刷牙方法，配合使用牙线、牙间隙刷等清洁工具，可以很好地控制菌斑的形成，维持良好的口腔内环境。

5. 告知患者一般每 3 个月做一次 PMTC，可以预防龋病和牙周病，也可以维持牙周治疗的效果。

（刘科星，赵庆华）

第三节　老年人牙龈病和牙周炎治疗的术中及术后注意事项

一、超声洁治术注意事项

1. 工作尖对牙面的角度和压力。使用超声洁牙机的功率过大会对牙面产生划痕或者凿痕等损伤，与器械接触牙面的时间、工作尖的角度和设计、工作尖的锋利程度、工作尖对牙面的侧向压力密切相关。对于牙体组织的影响而言，磁伸缩式工作尖角度和对牙面压力的影响高于功率的影响；压电陶瓷式工作尖角度则是最主要的因素。大多数的压电陶瓷式超声波洁牙机在进行龈下刮治时需要工作尖对牙面有相对较大的侧向压力和功率，这样就有可能去除过多的牙体组织。为了防止对牙体组织造成过度的破坏，一般建议使用约 0.5 N 的侧向力，尽量选用中低档，工作尖尽量与牙面平行。

2. 减少牙本质敏感。牙本质敏感是很多患者在洁牙后的一个常见并发症。一般情况下，牙本质在冠部由牙釉质覆盖，在根面由牙骨质覆盖。当牙釉质或牙骨质丧失，牙本质暴露，牙本质小管可以直接将外界的冷热、触觉等刺激传递到牙髓，从而引起敏感。运用机械手段去除牙石等刺激因素，不可避免地导致部分牙骨质甚至牙本质的丢失，特别是超声工作尖在脱矿牙面，例如一些早期龋、牙釉质发育不良等，会引起患者敏感症状，以牙颈部明显。正确掌握超声洁牙机的使用可减少牙本质过敏症的发生，并在治疗后进行必要的脱敏处理。

3. 特殊人群超声波洁治禁用于置有旧式心脏起搏器的患者，以免因电磁辐射的干扰造成眩晕及心律失常等症状。新型起搏器具有屏障功能，不会受超声波洁治的干扰，戴用这类起搏器的患者不在禁用之列。

对于有肝炎、肺结核、艾滋病等传染性疾病者也不宜使用超声洁牙，以免血液和病原菌随喷雾而污染诊室环境。

4. 金属超声器械工作头一般不用于钛种植体表面的洁治，因为金属头操作不当可能会损伤钛种植体表面结构，致使菌斑易于沉积；也慎用于瓷修复体或粘附的修复体，因为有可能使瓷崩裂或粘附体松脱；可改用塑料工作头等非金属超声工作头，但工作效率会有所降低。

5. 超声波洁治开始前必须让患者用抗菌液（如 3% 过氧化氢液或 2% 氯己定液）含漱 1 分钟，以减少喷雾中细菌的数量，并防止菌血症发生。

6. 医护人员在治疗时应有防护措施，如戴口罩、帽子、防护眼罩、手套等，以减少接触血液和微生物。

7. 超声波洁牙机手柄及工作头的消毒极为重要，以免引起交叉感染。应做到每位患者手柄及工作头均行更换并高压消毒，治疗开始前先放空手柄后部管道中的存水，治疗过程中用强力吸引器吸走液体，可减少诊室内带菌的气雾。此外，患者使用的痰盂和口腔科诊椅都需要及时消毒，诊室也要定期消毒，有条件的机构应配备空气过滤器，以防止交叉感染和院内感染。

二、龈上洁治 / 牙周基础治疗术后注意事项

1. 洁治术后血丝口水尽量往下咽，不可大量漱口。

2. 治疗当天食物吃得温凉一些，洁治术后 2 ~ 3 天尽量不要吸烟或吃含有色素的食物，包括咖啡、红酒、茶叶等。

3. 如局麻后接受治疗，一般情况下 2 小时后（麻醉效果结束）方可进食；洁治术后 24 小时内可能有少量渗血，属正常现象，术后当天不能作剧烈运动。

4. 洁治术后不要吃过冷、过热或者刺激性的食物，强调以流质、半流质饮食为主，避免过热、过硬的食物，防止再出血；手术 24 小时后可用复方漱口水漱口。

5. 治疗后短期内患处对外界刺激较敏感，且牙齿对冷热会有点敏感而感到酸痛，这种症状都是暂时的，通常一周左右就会消失，如患者觉得牙齿敏感可使用抗敏感牙膏。

6. 认真告知患者手术结束只是基础治疗结束，随后即进入牙周支持治疗阶段，强调定时随访、复诊行牙周组织评估及口腔护理；遵医嘱定期复查（半年至一年）。

7. 对患者进行口腔卫生宣教，教会正确洁牙措施，如正确的刷牙方法，牙线、牙间隙刷的使用及如何控制菌斑等；强调要保持良好的卫生习惯，应加强防病意识，保持口腔清洁，同时告知吸烟对治疗效果和牙周健康的损害。

三、牙周术后的注意事项

1. 告知患者勿用术区咀嚼，术区不刷牙，进食后使用氯己定轻轻含漱，非手术部位可采用常规清洁手段，保持良好的口腔卫生状况。

2. 术后短暂渗血属正常现象，多可自愈。若出血时间长，不能自凝者请及时复诊（术后 1 ~ 2 天内，唾液内有少许血丝，为术后正常反应，可吞咽，不可用力漱口。若有大量血块在口中不断出现，可使用含漱液轻轻含漱，以发现出血处，利用纱布轻压约 20 分钟，若 20 分钟后出血量仍未减少，日间可与手术医生或科室联系，夜间则至急诊科就诊处理）。

3. 术后当日以温软的半流质食物为主，勿进食过热、过烫的食物，不做剧烈运动，勿饮酒，防止出血，注意休息。

4. 术后若疼痛明显可服用抗生素与止痛药，如有药物过敏者需停药并及时复诊。

5. 术后可能出现术区肿胀的情况，通常第 2 ~ 3 天最严重（若其肿胀程度不至于妨碍

张闭口，多会在 7 天内逐渐消退，若过于肿胀则与手术医生或科室联系），术后 24 小时以内可间断冰敷，术后 24 小时以后改用热敷。

通过洁治、刮治和根面平整等有效手段，改善患者牙周疾病症状，是当前牙周疾病治疗的主要方式。但是，采用上述治疗方式并不能彻底消除口腔细菌，仅能对牙菌斑数量予以控制，患者在治疗后，其口腔细菌与微生物依然存在，新的菌斑会在日常生活中不断形成。因此牙周疾病复发率较高。

需要注意的是，首先，牙周专科医师之间的口腔卫生宣教和个性化口腔卫生宣教的方式可能不一致，且患者对不同宣教方式的接受度不一致，从而导致观察指标的差异。其次，临床诊疗过程中医师对患者的菌斑控制情况缺乏监督，不能确定患者是否正确使用所指导的机械性菌斑控制措施。不同患者的依从性不一，不同菌斑控制措施患者依从性也不同。临床医师应在接诊及复诊时对患者的口腔卫生依从性进行评估。针对依从性差的患者，临床医师可缩短复诊时间，向患者多次宣教慢性牙周炎的病因及治疗方法，逐步纠正患者的相关错误认知，让患者了解牙周炎的防治措施更多是依赖于口腔卫生的长期维持。同时对患者实施多方面的健康教育及心理疏导，并介绍治疗成功的案例，有助于改变其对疾病的态度，帮助其树立疾病治疗信心，加强自我管理，对于提高患者的口腔健康认知水平具有积极意义。

此外，患者本身的口腔健康知识基础不一致，与患者性别、年龄及文化程度都有关系。如研究发现，女性比男性有更好的口腔卫生习惯，对口腔健康的重视程度更高。因此，临床医师应针对不同性别、年龄、文化程度、动手能力的患者制订全面的个性化口腔卫生宣教。可让患者在口腔模型上熟悉操作过程，也可复诊时携带牙刷、牙线、牙间隙刷等在诊室学习菌斑控制措施，由临床医师或护理人员面对面宣教和指导使用方法。再次检查是否有遗漏的位点，可以使用视诊、探诊、菌斑染色检查等方式直接展示菌斑遗漏点，辅助开展个性化的口腔卫生宣教。

综上，在牙周基础治疗后，临床医师及护理人员需针对患者实际情况给予宣教，促使患者加强自身口腔卫生，能够有效避免患者牙周疾病的复发。在口腔卫生宣教中，医师可根据患者牙周组织炎症情况、依从性、行为因素、掌握能力、自我需求等多方面因素，综合制订个性化的宣教模式，充分调动患者菌斑控制的主观能动性，以便于凸显临床治疗和宣教的效果。

（李立琪，柴召午）

参考文献

[1] 孟焕新 . 牙周病学 [M]. 5 版 . 北京 : 人民卫生出版社 , 2020.

[2] 张丽妮 , 胡凤莲 . 牙周炎患者基础治疗后口腔卫生宣教 [J]. 全科口腔医学电子杂志 , 2018, 5(22): 19, 21.

[3] 黄晓慧 , 杨洁 , 孙卫斌 , 等 . 个性化口腔卫生宣教对牙周炎患者非手术治疗菌斑控制的影响 [J]. 临床口腔医学杂志 , 2022, 38(7): 423-426.

[4] AL-OMARI Q D, HAMASHA A A. Gender-specific oral health attitudes and behavior among dental students in Jordan[J]. Journal Contemporary Dental Practice, 2005, 6(1): 107-114.

[5] 陈雯雯 , 陈文 . 知信行护理模式应用于慢性牙周炎病人护理中的临床研究 [J]. 全科口腔医学杂志 (电子版), 2019, 6(11): 81-82.

[6] 孟焕新 . 2018 年牙周病和种植体周病国际新分类简介 [J]. 中华口腔医学杂志 , 2019, 54(2): 19, 73-78.

[7] 赵佛容 . 口腔护理学 [M]. 4 版 . 上海 : 复旦大学出版社 , 2024.

[8] 李秀娥 . 实用口腔护理技术 [M]. 北京 : 人民卫生出版社 , 2016.

第五章

老年患者口腔修复治疗

第一节 老年患者常见口腔修复治疗及操作常规

一、概述

在推进老年口腔修复治疗的过程中，不可背离微创理念的核心原则。这就要求口腔科医护人员在每一次操作时，都必须保持精细且精准的手法，尽量减少患者的疼痛和不适，同时，也应努力缩短治疗周期，尽量控制每次治疗所需时间。这样既可以提升治疗效率，也有助于老年患者的康复。

在口腔修复体的设计制作方面，需要始终关注其对于口腔健康的维护作用。修复体的设计应当便于日常的口腔清洁，这对于预防和治疗老年患者可能面临的根面龋、牙周病等口腔问题至关重要。此外，还应将口腔卫生宣教作为治疗过程中不可或缺的一部分，通过教育和指导，帮助老年患者建立起良好的口腔卫生习惯。对于老年患者的口腔修复治疗，知情同意的重要性不容忽视，须确保已经取得了老年患者本人的知情同意。对于高龄老人或者存在认知功能障碍的老年患者，我们应与其直系亲属或监护人进行充分沟通，确保他们充分了解治疗方案及其可能带来的风险，并在此基础上获得知情同意。在必要的时候，还应考虑采用姑息治疗的方式。姑息治疗可以在一定程度上恢复患者的牙列形态与功能，为其提供更为舒适和便利的生活条件。当然，在具体应用时，需要根据患者的具体情况和需求进行综合考虑与决策。

总的来说，老年口腔修复治疗是一个涉及多个方面和细节的复杂过程。其总原则可以概括为安全、有效、微创、健康、知情同意及姑息治疗。口腔科医护人员需要时刻保持高度的专业性和责任感，遵循微创理念，关注患者的需求和感受，为他们提供最为精准和个性化的治疗方案。只有这样，才能真正实现口腔修复治疗的最终目的——维护和提升患者的口腔健康水平与生活质量。

二、牙体缺损的诊疗常规

（一）概述

牙体缺损（tooth defect）是指牙体硬组织不同程度地被破坏、缺损或发育畸形，造成牙体形态、咬合和邻接关系的异常，影响牙髓及牙周组织的健康，可对咀嚼功能、发音和美观等产生不同程度的影响。

（二）常规检查和诊断

1.口腔一般检查，包括评估口腔健康状况、牙体缺损细节、修复情况及软组织状况。

2.牙髓检查，包括牙体健康状况、疼痛症状以及根管治疗情况。

3.牙周检查，主要评估菌斑和牙周健康状况，包括观察牙龈的颜色、质地、大小和形态，检查是否有渗出物，测量牙周袋深度以及检查牙龈增生或萎缩等。

4.咬合关系检查，关注上下颌牙列的接触、中线一致性、磨牙位置关系、前牙覆盖范围以及咬合运动中是否存在牙尖干扰情况。

5.影像学检查，通过X线片来确定牙根和牙周组织的健康状态、牙根的数量、形态和长度，以及检查牙根等隐蔽部位的破坏情况。

（三）牙体缺损的修复方式

牙体缺损的修复方式为固定修复，临床常见应用如贴面、嵌体、全冠、桩核冠。对于老年患者群体而言，常用的修复种类包括全冠、桩核冠。通常要综合考虑修复体与咬合力分布，一般修复体的边缘位于龈上或齐龈，有利于修复后维护与保健。

1.全瓷冠。

全瓷冠（all ceramic crown）是以陶瓷材料制成的覆盖整个牙冠表面的修复体。根据材料的不同可以分为渗透陶瓷、高纯铝瓷、热压铸陶瓷、氧化锆陶瓷等，目前临床上常用的为氧化锆陶瓷及铸瓷。

（1）优点：①美学性能优越，半透明性高及层次感强，具有与天然牙仿真美学效果。②某些种类的全瓷冠即使是制作完成后也可通过改变粘结剂的颜色来调节最终修复体的色彩效果。③无金属成分，避免了金属烤瓷冠可能导致的龈染、着色和过敏问题。对老年人而言，也消除了金属在影像学检查（如MRI）中的干扰。④相对于金属，全瓷冠具有更好的生物相容性。⑤陶瓷是良好的电绝缘材料，其化学性质稳定，在口腔环境下不会因唾液、龈沟液、食物、药物或微生物及其代谢产物等因素的影响而发生腐蚀、溶解或变性。

（2）适应证：①对美观有一定需求且不接受用充填治疗解决前牙切角、切缘缺损问题的老年患者。②对死髓牙、氟斑牙、四环素牙等变色牙改善有美观诉求的老年患者。③形态畸形、轴向扭转牙需要用全冠改善外形及咬合的老年患者。④牙体缺损要求修复，老年患者对金属过敏或不接受口内有金属材料存在，或需做某些检查而要求口内不能存在金属，因而不宜选用金属烤瓷冠修复者。

（3）禁忌证：①牙颈部严重缩窄，不能预备出肩台者。②临床牙冠过短，无法获得足够的固位形和抗力形者。③严重夜磨牙症者。④心理、生理、精神因素不能接受或不愿磨牙者。

（4）操作步骤，以一老年患者单冠修复为例（图5-1）。

1）比色：①确定选色环境。选择自然光或模拟日光，环境色调以灰色为主。女性需去除口红并遮挡鲜艳衣物。②选择比色系统。优先使用与修复体材料同厂的比色系统，根据需求精确挑选。③布局摆位。操作者位于患者与光源之间，保持视线与口腔平齐。润湿比色板，进行亮度、彩度和色调比色。

2）记录信息：记录比色结果，必要时用相机辅助采集照片。

3）牙体预备：以氧化锆全瓷冠为例，牙体预备标准见表 5-1。

表 5-1　氧化锆全瓷冠牙体预备标准

	前牙	后牙
切端或𬌗面	1.5 ～ 2.0 mm	1.5 ～ 2.0 mm
邻面	1.0 ～ 1.2 mm	1.0 ～ 1.2 mm
轴面	1.2 ～ 1.5 mm	1.2 ～ 1.5 mm
肩台	宽度 0.8 ～ 1.0 mm，平龈或龈沟内	0.8 ～ 1.0 mm，平龈或龈上

4）排龈：常用方法为药物排龈及机械排龈。药物排龈主要使用含有牙龈收缩成分的试剂敷于龈沟内以达到排龈的目的，机械法包括单线排龈和双线排龈。单线排龈适用于附着龈较薄、龈沟浅的情况，双线排龈适用于龈沟深且有牙周炎的患者。

下面以双线排龈为例说明操作步骤：①依据患者附着龈的厚度和张力选择合适的排龈线型号，一般选用 00、000 号。②首先将排龈线围绕基牙形成环形，用排龈器将其轻轻压入龈沟，从近中或远中开始，顺序进行至舌侧，最后回到起始点，完成 360° 排龈。尽量使排龈线整齐且不重叠，使用排龈器时角度应为 45°，采用旋转手法操作。③第一次排龈的对侧开始放置第二根排龈线，仅将排龈线一半压入龈沟，排龈后回到起点，留出少许以便取出。

5）印模制取：目前主流的传统终印模材料为人工合成硅橡胶材料，根据取模次数可分为一次印模法和二次印模法。此外，数字化印模的制取技术也逐渐成熟且应用广泛。

下面以临床常用的一次印模法进行相关临床操作步骤介绍：①选用的硬质塑料或硬质钢托盘需与患者的口腔形状和大小相匹配，确保覆盖全部牙齿且边缘距牙面 4 ～ 5 mm。②患者应坐直，背靠椅背，操作者站于患者旁边，取上颌印模时站在右侧后方，取下颌时站在右侧前方。③在湿润状态下移除上层排龈线，迅速用硅橡胶轻体材料覆盖预备体和邻近组织。在托盘内放入硅橡胶重体材料，并在牙列部分添加一些轻体材料。随后，将托盘旋转至口腔内正确位置。确保位置准确后，使用食指和中指在前磨牙区建立支点以稳住托盘。④完成印模后，待硅橡胶材料完全固化，将托盘沿牙齿长轴方向取出，同时向上或向下撬动让空气进入以便分离。取出后，根据口内情况和印模标准进行检查。

6）临时修复体制作：可口内直接制作或口外模型间接制作，注意临时粘结并调整咬合避免临时牙频繁脱落引起老年患者复诊次数增加等不便。

7）全冠试戴：①试戴前询问患者基牙症状有无不适，清除粘接剂，检查基牙健康状态。②全瓷冠试戴时确保完全就位，调磨邻面阻挡部分，检查边缘密合。③检查与调改邻接，确保全瓷冠邻接适中，使用牙线检查。过松需确认是否完全就位或返工加瓷，过紧则用咬合纸标记并调整至合适状态。④抛光处理，在粘固前，对所有调磨部位进行高度抛光，特别是氧化锆修复体，以防对牙颌造成严重磨损。

8）全冠粘接：①玻璃离子水门汀粘接操作时，乙醇消毒全瓷修复体和牙面（活髓牙禁用）；②涂上粘接剂，确保冠位正确后用探针及牙线辅助清除多余的粘接剂，复合树脂类粘接剂粘接过程中先光照 2 ~ 3 秒，然后清除多余粘接剂，最后光固化 20 秒或等待化学固化完成；③再次检查咬合。

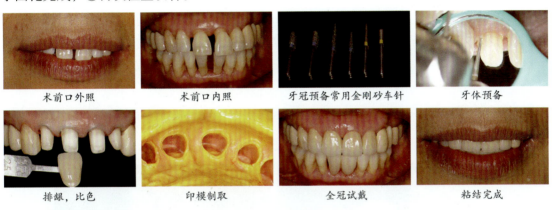

| 术前口外照 | 术前口内照 | 牙冠预备常用金刚砂车针 | 牙体预备 |
| 排龈，比色 | 印模制取 | 全冠试戴 | 粘结完成 |

图 5-1　单冠修复操作步骤

2. 桩核冠。

桩核冠（post-and-core crown）是利用桩插入根管内帮助修复体获得足够固位力的修复方式。牙体缺损严重时才会使用桩核冠修复，是牙齿拔除前最后的治疗方法。

（1）适应证：①临床牙冠大部分缺损，牙体剩余组织无法固位冠修复体。②临床牙冠完全缺损，断面达龈下，但根有足够长度，经冠延长术或正畸牵引术后可暴露出断面以下最少 1.5 mm 的根面高度，磨牙以不暴露根分叉为限。③老年患牙因牙错位、扭转无法正畸，而需要改变轴向者。④畸形牙直接预备固位不良者。⑤患牙应具备完善的根管治疗，根管充填恰填或尚可，根尖封闭良好，原有根尖周炎症得到控制等，才可行桩核冠修复。

（2）临床注意事项：

①缺损范围过大，如 3 ~ 4 个轴壁缺损并深达龈下，无法用正畸或牙周冠延长手术获得足够的生物学宽度的患牙。有时仅个别残壁缺损达龈下，无法获得 360° 完整的牙本质肩领，即使冠边缘终止线在牙体组织上，但该处由于生物学宽度不良可能导致牙周隐患，如果患者仍选择桩核冠修复，则应告知修复预后不良，患者需知情。

②牙根或根管解剖形态不良，如牙根短小或根吸收致牙根过短或牙周萎缩导致冠根比异常；牙根弯曲致根管桩道过短等，则采用桩核冠修复需谨慎。

③未行完善的根管治疗，如欠充填或充填密度不足导致根尖封闭不良，或根尖阴影过大，瘘管未消者，应在根管治疗效果有效时再行修复。

（3）修复材料的选择。桩是插入根管内的部分，利用摩擦力和粘固力、粘接力与根管内壁之间获得固位，进而为核以及最终的全冠提供固位。桩的主要功能是固位，其次是传递应力，改变牙根的应力分布。根据材料不同分为金属桩、陶瓷桩和纤维桩。①铸造金属桩核：对于老年患者后期放射需求（如核磁共振等），杜绝选择易产生干扰伪影的磁性金属如钴铬合金、镍铬合金等，尽量选择贵金属如金合金、纯钛（图5-2）、银钯合金等，主要应用于牙体缺损大，固位要求高的患牙。②全瓷桩核：主要是氧化锆桩，分为计算机辅助设计（computer aided design，CAD）/计算机辅助制造（computer aided manufacturing，CAM）和预成氧化锆桩，前者临床常用，美观性好，多用于前牙修复。但其硬度高且弹性模量与金属近似，容易导致根折。③纤维桩及树脂核：如碳纤维桩、石英纤维桩与玻璃纤维桩，目前常用石英纤维与玻璃纤维桩（图5-2）。主要为预成桩，靠树脂粘接结合于根管内，美观性好，弹性模量与牙本质接近，树脂粘接后不易发生根折，但强度不如金属和陶瓷桩，易发生牙体颈部及桩本身的折断。

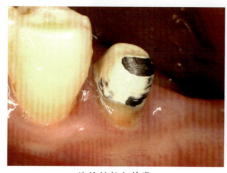
纯钛桩核加饰瓷

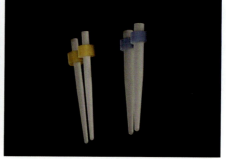
纤维桩

图5-2 桩核常用材料

（4）操作步骤（图5-3）。

1）在进行全冠修复的牙体预备阶段，首先按照全冠预备的标准和流程操作。在边缘部分可先行简单处理，待桩粘固后进行精细调整。此外，彻底清除残冠上所有旧有的充填物和龋坏组织。磨除残冠的薄壁弱尖结构，对剩余的根面进行平整处理，初步确定修复体的最终边缘位置。在此过程中，确保牙本质肩领处的厚度至少为1 mm，高度至少为1.5 mm。

2）在根管治疗的预备阶段，首先根据X线片测量并确定根管长度标记在扩孔钻（或桩道预备针）上。然后根据牙冠的实际高度调整工作长度。操作过程中，采用低速旋转并结合提拉动作，以有效移除切割后的牙胶碎片，直至达到预定的工作深度。考虑到根管的特定长度、形状及直径差异，选择相应规格的专用根管钻进行最终的根管成形，确保根管被准确预备至既定的工作长度。在此过程工作中要充分了解根管的轴向，切忌暴力磨切，避免侧穿或根裂，随时关注老年患者的感受。

3）桩的制作和粘固。①铸造桩核：消毒清洁预备好的桩道及牙体，使用印模材料制取模型送加工厂制作。待患者复诊，清理根管内的暂封物，检查桩核有无金属瘤及附着杂物。轻插根管内，逐步磨除干扰部位。确保桩核易于就位且有固位力。用水门汀粘固桩核至根管最深处，去除多余水门汀，清洁后进入最终修复程序。②纤维桩：口内完成桩道预备后清洁根管，根据树脂粘接剂操作指南粘接尺寸匹配的纤维桩并树脂堆塑成核，进入牙体预备等最终修复阶段。

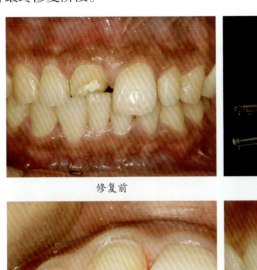

| 修复前 | 桩道预备针及纤维桩的选择 |

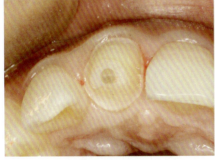

| 桩核制作和粘固 | 全冠修复完成 |

图5-3　纤维桩及全冠修复步骤

三、牙列缺损固定义齿的诊疗常规

（一）概述

牙列缺损（dentition defect）是指在上颌或下颌的牙列内有数目不等的牙缺失，同时仍余留不同数目的天然牙。造成牙列缺损最常见的原因有龋病、牙周病、外伤、颌骨疾病、发育性疾病等。

（二）常规检查和诊断

1.病史采集。在病史采集中，需了解患者年龄、职业和需求。详细掌握全身状况如高血压、心脏病、糖尿病和骨质疏松等情况。了解当前用药状况和口腔治疗历史。询问是否有不良口腔习惯，如夜磨牙或紧咬牙。了解过敏史，包括药物和材料过敏。还需了解传染病史。这些信息有助于制订治疗方案和预测治疗效果。

2. 口腔一般情况检查。口外主要检查患者颌面部外观及其他特征，检查颞下颌关节有无弹响，开口型、开口度等。在涉及牙弓前部固定义齿修复时，还要重点检查患者面中线、鼻、唇的对称性，口唇的外形，笑线高低和发音等内容。口内检查包括牙弓形态、牙列缺损情况，余留牙磨耗情况等。对于有颞下颌关节问题的老年患者，如习惯性下颌关节脱位、张口度异常等，建议转诊上级医院处理。

3. 缺牙区检查。包括缺牙的数目、部位和缺牙区牙槽嵴情况的检查。对缺牙部位需详细检查缺牙区殆龈距离、近远中距离是否足够；检查拔牙创愈合情况，检查牙槽嵴形态，有无骨尖、残根、残片及增生物，牙龈黏膜色泽，缺失牙部位附着龈宽度、黏膜系带附着、前庭沟深度等，有无其他黏膜疾患等。

4. 余留牙检查。全面检查口腔余留牙的牙冠、牙周、牙髓以及健康状态。重点检查缺牙区邻牙及对殆牙是否稳固，有无明显牙周炎症；检查其牙冠外形是否正常，有无龋坏或充填物悬突；检查其牙髓活力状态，有无根尖病变；检查其在牙列中的位置，有无牙体长轴过度倾斜，有无伸长或下垂，能否取得共同就位道，能否选作基牙等。旧修复体和余留牙的预后对整体治疗计划有一定的影响，需检查患者口内有无不良修复体，检查有无近期不可保留的牙，还需检查余留牙的磨耗状况。如果余留牙有两度以上松动或者严重龋坏无法保留的，应拔除后重新考虑修复方案。若检查出余留牙有过度磨损情况，需结合病史判断患者是否有夜磨牙等症状，需考虑改变修复方案，或行固定义齿修复后以殆垫进行保护。

5. 咬合关系检查。检查咬合关系是否正常，颞下颌关节功能是否正常。

6. 研究模型检查分析。在遇到复杂病例，或因常规检查不能明确诊断或制订修复方案有困难时，需要制取研究模型，并上殆架来进行分析，不具备医疗及设备条件时可转诊上级医院。

7. 影像学检查。在对牙列缺损的患者进行诊疗前，需做影像学检查，以判断口腔内余留牙情况、牙槽嵴情况，以便口腔全科医师做出正确合理的诊疗计划。常规 X 线片检查能了解基牙牙体、牙髓、牙根及根尖周情况，了解牙周支持组织的健康情况，如牙槽骨的吸收及无牙周膜间隙增宽情况。当需要更大范围了解余留牙及其支持组织情况时，也可以拍摄全景片，在复杂病例时需要进行口腔锥形束 CT 的检查。

（三）常用修复体

牙列缺损的常用固定修复种类包括种植固定义齿、天然牙固定桥及粘结桥，针对基层口腔全科医师，本部分主要以老年患者的单颗种植修复及天然牙支持的固定桥修复为例进行介绍。

1. 固定桥。

以天然牙提供固位和支持，且以机械固位力为主要固位力，修复牙列中一颗或几颗缺失牙，从而恢复缺失牙的解剖形态与生理功能，患者不能自行取戴的修复体，故简称为固定义齿，又由于它的结构很像工程上的桥梁结构也称固定桥（fixed bridge）。

但是固定桥修复的牙体磨除量较可摘局部义齿及种植义齿大，一些老年患者难以接受，且固定桥制作的难度较大。因此，固定桥修复应该具有更为严格的适应证范围，特别是对多数牙的间隔缺失，应持保守及谨慎态度。

（1）适应证：①牙弓内有少数牙齿缺失，且不想选择种植修复。②基牙健康或者已经治疗恢复健康。③缺牙间隙两侧有健康的天然牙。④后牙远中单颗牙缺失，对颌牙的咬合力适中甚至较轻。⑤缺牙区咬合正常，对颌牙无伸长，邻牙无倾斜。⑥缺牙区的牙槽愈合良好，骨吸收稳定。

（2）禁忌证：①老年患者临床牙冠磨耗严重，缺牙两侧邻牙无法提供冠桥固位，无法保证修复体强度。②缺牙多，余留牙无法承受咬合力。③缺牙区基牙未经治疗或治疗不完善。④缺牙区牙合龈距离过小。⑤末端游离缺失的缺牙数超过两颗。⑥拔牙创伤未愈合，牙槽嵴形态未稳定。

（3）操作步骤（图5-4）。

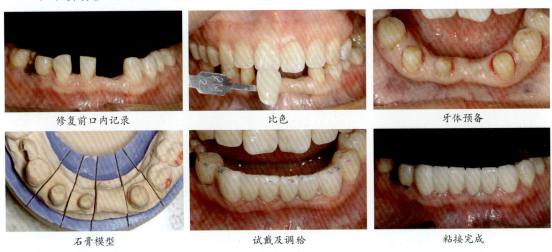

修复前口内记录　　　　　比色　　　　　牙体预备

石膏模型　　　　　试戴及调牙合　　　　　粘接完成

图5-4　固定桥修复步骤

①明确固定桥的设计方案，必须根据老年患者全身健康状况、年龄、口腔整体情况来制订适合患者的修复方案。采用适当的修复设计，可以有效地激活机体的补偿机制，从而构建一个达到新生理平衡的牙颌系统。这不仅能够提升局部健康，还有助于促进整体的身体健康。

②比色同"全瓷冠"。

③牙体预备同"全瓷冠"。应着重关注共同就位道的预备：牙列整齐，咬合关系正常者，一般沿基牙长轴备牙，即可获得共同就位道；对于牙齿排列不齐者，则要在牙体预备前及过程中随时关注固定桥的共同就位道，以免基牙过度预备或无法获得共同就位道影响修复体就位及密合性。

④排龈和取模同"全瓷冠"。

⑤试戴和粘接同"全瓷冠"。

2. 种植固定修复。

种植支持式固定义齿（implant-supported fixed denture）的种植义齿上部结构与基台间采用粘接剂粘固或通过固位螺钉连接固定的修复方式，患者不能自行取戴，外形近似天然牙，佩戴舒适，固位及支持力强，咀嚼功能恢复佳，用于牙列缺损或牙列缺失的修复，可分为单冠、联冠或固定桥三种方式修复，本部分主要介绍单冠种植修复。

（1）适应证：①牙弓内有少数牙齿缺失，且不想选择固定桥及可摘局部义齿修复。②基牙健康或者已经治疗恢复健康。③缺牙间隙两侧有健康的天然牙。④后牙远中单颗牙缺失，对颌牙的咬合力适中甚至较轻。⑤缺牙区咬合正常，对颌牙无伸长，邻牙无倾斜。⑥缺牙区的牙槽愈合良好，骨吸收稳定。

（2）禁忌证：①老年人如患有全身性疾病，如心脏病、血液病、糖尿病、高血压、肾病、代谢障碍等，并且未得到有效控制者；不能忍受手术创伤、不能与医生合作者。②所有可摘局部义齿的禁忌证，也是该修复方案的禁忌证，特别是不能自行摘戴以及无法自行清洁又无人员看护的老年患者。③临床咬合空间无法满足相应附着体修复空间要求的患者。④余留牙预后不佳，短期内可能拔除，种植体植入后影响后期方案的全局规划，需暂缓种植体的植入。

（3）注意事项：老龄患者常因长期缺牙导致牙槽骨严重吸收，加之口腔清洁维护不佳，同时患有多种慢性病需长期服药，使得口腔种植治疗复杂化。在开始治疗前，必须对老年患者的整体健康状况进行全面评估，这包括了解其病史、用药情况以及身体和心理状态。治疗计划的制订应遵循安全、有效且尽可能减少创伤的原则，并确保获得患者及其家属的充分理解和同意。在治疗过程中，应采取一切必要措施预防患者误吞或误吸，特别是对于患有运动功能障碍（如帕金森病）的患者，需要提前做好预防措施，如有条件可在心电监护下开展种植手术，并尽量缩短每次治疗的持续时间。对于有牙列缺损或缺失的高龄患者，治疗方案应旨在采用尽可能简单的修复设计。

（4）种植手术阶段操作步骤（图5-5）。

1）术前准备：①患者初诊制取研究模型，拍摄曲面体层放射线片和口腔锥形束CT扫描，余留牙则按照可摘局部义齿的设计要求进行相关治疗，完善术前血液检查，包括血常规、凝血功能、血糖、乙肝、梅毒、艾滋病毒的感染标志物检查；②根据缺牙区临床和放射检查，结合患者身体经济条件和具体要求等决定修复方案，确定种植体植入的数目、型号和植入位点、是否需要植骨等；③沟通手术费用、周期、方案、风险等，签署种植手术知情同意书，择期进行常规种植Ⅰ期植入手术。

2）术中准备：①手术当日消毒、铺巾。②局部麻醉。术者采用复方阿替卡因或2%利多卡因注射液进行局部浸润麻醉，必要时可实施阻滞麻醉。③切开。在缺牙位点的牙槽嵴正中制作横向切口，并在近远中邻牙的颊舌侧进行龈沟内切口。④翻瓣。使用骨膜剥离子翻转全厚黏膜骨膜瓣，以暴露缺牙区的牙槽嵴顶。

3）种植窝预备：遵循种植系统制造商提供的备洞方案，常规包括如下。①修整牙槽嵴顶。使用先锋钻定位，并用深度测量杆检查备洞的深度与方向。逐步预备种植窝，经过反复检查确认备洞深度与方向无误后，根据种植体设计及位点骨质条件，进行攻丝、颈部成形等精细预备。②植入种植体。植入种植体后，安装愈合帽或覆盖螺丝。③骨增量处理。如果植入后种植体螺纹露出，应立即进行骨增量操作。④软组织缝合。在无张力条件下，确保软组织对位良好并进行严密缝合。对于埋植式愈合，旋入覆盖螺丝后复位软组织瓣并严密缝合。在非埋植式愈合过程中，初期稳定性表现良好且角化黏膜宽度足够时，可采用此法。操作时，应旋入稍高于牙龈厚度的愈合帽，随后检查软组织瓣的复位情况。

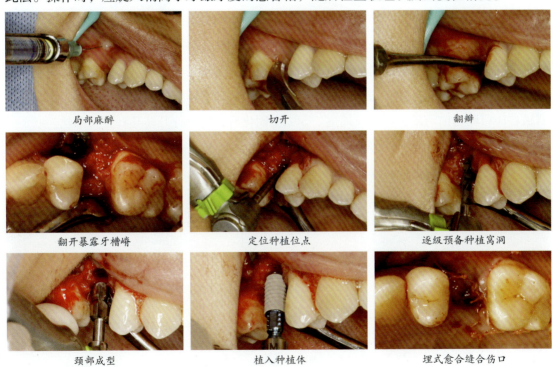

局部麻醉	切开	翻瓣
翻开暴露牙槽嵴	定位种植位点	逐级预备种植窝洞
颈部成型	植入种植体	埋式愈合缝合伤口

图5-5　种植手术步骤

4）术后：指导患者遵循特定的口腔卫生措施，注意饮食选择和术区保护等关键事项。根据情况，可能需要向患者开具抗生素、止痛药等药物。通常情况下，术后 7 ~ 14 天需复诊拆线。

（5）种植体取模。将患者余留牙列情况、种植体或基台的三维位置准确转移到石膏模型中，是种植修复阶段的关键。常用的印模技术包括种植体水平印模、基台水平印模。

种植体水平印模技术，是一种将印模柱连接到种植体颈部，通过使用种植体替代体直接在石膏模型中转移种植体的三维位置的方法。这种技术允许在修复过程中选择多种上部结构并进行调整，以实现理想的共同就位道或修复轴向。根据印模柱的结构，可以分为开窗式和非开窗式印模技术。

1）非开窗式印模操作步骤：①根据种植体的型号、愈合基台的直径和穿龈深度选择合适的印模柱，准备托盘。②将患者口内愈合基台或覆盖螺丝移除，用生理盐水冲洗穿龈袖口，并将印模柱准确固定。如果有定位帽，将其扣在印模柱顶部。可以通过拍摄 X 线片来确认印模柱是否准确就位。③选用的印模材料应具备良好的形态稳定性、弹性回复性和生物相容性，且终硬度较高，如加成型硅橡胶或聚醚橡胶。使用专用注射器注入高流动性印模材料以确保清晰的穿龈形态。固化后取下印模柱，与配套种植体替代体连接，并重新旋入愈合帽。④制作义龈并灌注石膏模型。

2）开窗式印模操作步骤（图 5-6）：①根据种植体和愈合基台尺寸挑选合适的转移杆。②移除口内的愈合帽或螺丝，清洗穿龈区，固定转移杆并检查其位置。③制作带有窗口的托盘，确保印模柱能正确穿出，开窗区用蜡片封孔。④使用高流动性印模材料注射于转移杆周围，确保无气泡且形态清晰。在托盘中加入低流动性印模材料，进行取模。用探针类器械在印模固化前清理顶部螺丝通道。⑤完全固化后，完全拧开转移杆中央螺丝，取下印模。连接种植体替代体并在口内重新旋入愈合帽。⑥制作义龈，并灌注石膏模型。

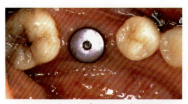

取模前检查清洁口内愈合帽

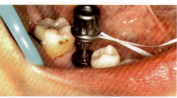

移除愈合帽

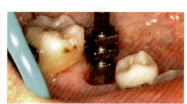

转移杆口内就位

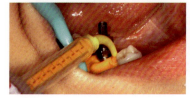

高流动印模材料注射于转移杆周围

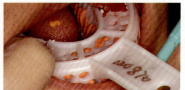

开窗托盘就位

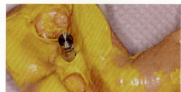

检查印模并连接种植体替代体

图 5-6　种植开窗式取模

　　基台水平印模技术是一种将基台的准确位置转移到工作模型的方法。此过程包括选择合适的基台和印模柱、固定基台、安装印模柱并取得印模，以获得带有基台的工作模型。这种方法有助于保护基台免受加工过程中的磨损或损坏，确保种植体与基台之间的精确配合。操作步骤如下：①选择合适的印模材料。②根据患者情况选择基台和相关配件。③移除口内的愈合帽并进行冲洗，确保基台正确放置。④安装印模柱并准备取模。使用专用注射器向印模柱周围注入高流动性材料，防止气泡和材料不足。在托盘中加入低流动性材料进行常规取模。固化后取出印模，与基台替代体结合。清洁口腔并戴上基台保护帽。⑤制作义龈并灌注石膏模型。

　　（6）修复体戴入阶段。固定式种植义齿分为粘接和螺丝固位两种类型，前者美观且经济，后者易于维护且固位力更强。操作步骤上，粘接式义齿需注意精确就位，而螺丝式则强调维护方便。

　　1）粘接固位式修复操作步骤：①检查消毒后的修复体。观察其形状，确保前牙对称美观、龈缘形态适当、无唇侧悬突，以及后牙龈缘不过于凸出。同时，要检查基台边缘是否与牙冠边缘完美吻合，确保基台能被动就位。②检查修复体边缘相对于邻牙的位置以及在模型上的咬合关系，是否能形成正常的覆盖和覆𬌗。取下修复体，检查基台转移导板是否与基台密合，是否标记基台唇侧。用乙醇或其他消毒液体消毒修复体及基台。③移除愈合帽或螺丝，用生理盐水清洁穿龈袖口并干燥。在导板指导下安装基台，确认位置后手动固定。若标记线位置变动，需重新取模。④试戴牙冠确认就位。冠边缘可见时直接观察，不可见时用探针检查间隙及移动平滑性。使用临时粘接剂并通过X线片检查修复体位置，未到位或有间隙需重新取模。⑤检查修复体就位后，牙线应能通过邻接区但有明显阻力，显示邻接关系正常。过紧会阻碍牙线通过或导致变形，患者可能感到胀痛不适，需逐步调整。过松则牙线无阻力，可能导致食物嵌塞，需增加触点。调磨时，用约10 μm厚的咬合纸放在触点，多次微调至合适。⑥检查咬合时，确保义齿在各种位置无早接触和干扰。使用咬合纸标记并调整早接触点，注意种植牙的咬合印记应较轻。进行侧向运动测试，并用双色咬合纸标记，调磨不适当的咬合点。根据种植体的位置，调整为尖牙保护𬌗或组牙功能𬌗。⑦修复体调整完成后，患者需检查形态和颜色并进行必要调整。形态满意后，修复体可返回技工室上釉或彻底抛光。⑧基台螺丝预载荷。使用配套的扭矩扳手根据系统要求旋紧螺丝，直至达到指定扭矩。⑨封堵螺丝孔。先对螺丝孔进行消毒和吹干，然后用聚四氟乙烯膜或弹性树脂等材料封闭螺丝孔。⑩粘接。确保粘接区域干燥，义齿内置入粘接剂后咬紧或压紧。待粘接剂初步硬化，使用探针或龈上刮治器清除多余部分。邻面粘接剂可用打结牙线反复提拉清理。对于位于龈下1～2 mm内的肩台粘接剂，也可使用相同方法去除。若肩台位置较深，应选择易于溶解且无细胞毒性的粘接剂，或通过制作代型、设计个性化基台改变肩台位置，预留螺丝孔以便在口外抛光去除多余粘接剂，或将粘接固位改为螺丝固位方式。

2）螺丝固位式修复操作步骤（图5-7）：①检查消毒义齿，同"粘接固位式义齿"。②口内移除愈合帽或覆盖螺丝，生理盐水冲洗穿龈袖口，吹干或吸干。③试戴义齿。义齿就位，可通过以下三种方法检查义齿是否就位：义齿边缘相对于邻牙的位置是否与模型一致；义齿在手动上紧螺丝时如果扭矩突然增加无法旋动，则表示义齿无阻挡就位，如果扭矩逐渐增加表示有软组织、邻牙或骨组织干扰；拍根尖X线片检查基台与种植体连接位置是否到位。④检查触点，同"粘接固位式义齿"。⑤检查咬合，同"粘接固位式义齿"。⑥基台螺丝预载荷，修复体抛光上釉同"粘接固位式义齿"。用种植系统配套的扭矩扳手旋紧螺丝至要求的扭矩。⑦封堵螺丝孔。螺丝孔消毒吹干，用封洞材料封基台螺丝孔。用耐磨性较好的树脂封牙冠上的螺丝孔，抛光封孔材料。

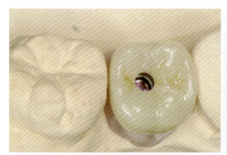
检查牙冠模型就位及邻接

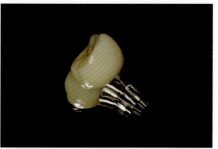
检查修复体外形轮廓及与基台边缘密合性

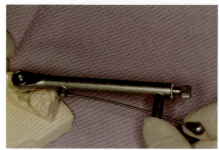
模型示意基台螺丝负载至要求的扭矩

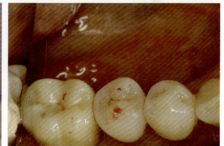
戴牙完成检查咬合并螺丝孔封洞

图5-7　螺丝固位式修复操作

3）注意事项：粘接固位和螺丝固位式固定义齿的成功率没有统计学差异。医师应结合患者具体情况，按需选用合适的固位方式的修复体。

粘接固位式义齿戴入时，如果牙冠未戴到位，可能导致软组织长入、牙龈炎症、牙冠松动等问题，需要确认牙冠到位后再粘接。如果粘接剂有残留，可能导致种植体周围黏膜炎或种植体周围炎，因此粘接剂的去除非常重要。螺丝固位式义齿戴入时，如果修复体未戴到位，可能导致螺丝疲劳松动甚至折断，需要确认修复体在口内被动就位。

四、牙列缺损的可摘局部义齿修复诊疗常规

（一）概述

目前，可摘局部义齿（removable partial dentures，RPD）仍然是我国老年患者牙列缺损常用的修复方法，是利用天然牙、基托下黏膜和骨组织作支持，依靠义齿的固位体和基托来固位，用人工牙恢复缺失牙的形态和功能，用基托材料恢复缺损的牙槽嵴、颌骨及其周围的软组织形态，老年患者能够自行摘戴的一种修复体。

（二）常规口腔检查

1. 缺牙情况。检查缺牙的具体位置和数量，包括间隙大小、愈合状态、牙槽形状以及是否存在压痛。

2. 余留牙。评估剩余牙齿健康，注意排列位置、牙冠形态、松动度和临床牙冠高度。

3. 黏膜和软组织。检查系带、口底、舌部等的活动度，观察是否影响修复。

4. 牙列检查。记录缺失部位和数目，确定缺损类型。检查牙齿健康状况、高锐牙尖、天然间隙和修复状况。观察牙弓尺寸和形状，检查基牙是否有位移或变形，采用 Kennedy 分类法进行诊断分类。

5. 咬合检查。包括评估上下颌牙列接触是否均匀，中线对齐，覆𬌗和覆盖是否正常，以及有无磨损、倾斜、移位或伸长。同时，观察左右侧平面对称性及牙尖交错位和前伸、侧方咬合运动是否有干扰。还需检查息止𬌗间隙大小和垂直距离变化。

6. 修复体检查。可根据旧义齿情况了解患者重做原因，评价旧义齿的外形适配、色泽排列、与口腔组织密合度、结构合理性、咬合稳定性、固位情况、邻近软硬组织反应及功能效率。

7. 影像学检查。主要利用 X 线片查看基牙有无根折、根管充填状况以及隐蔽部位如邻面、颈部和根部的龋坏情况。全口牙位曲面断层 X 线片有助于全面了解颌骨、牙列和牙周状态，判断牙槽骨内是否有残根或余留牙保留价值。

（三）常用修复种类

1. 按义齿制作方法和材料分类如下。①隐形义齿：高弹性、抗折断、美观，不需金属卡环，适合前牙和个别后牙缺失修复，多为过渡修复。②塑料胶托式：主要由树脂制作，以弯制钢丝卡环固位，简单廉价但体积大、舒适度低，多为过渡修复。③整铸支架式：该修复方式由金属支架和树脂基托组成，具有广泛的适用性、良好的稳定性和强固的支撑力。其耐用且卫生舒适，是当前主要的活动修复方法，优于传统的胶托式义齿。

2. 适应证：可摘局部义齿的适用范围极其广泛，从个别牙缺失到上颌或下颌仅余留单个牙的大范围缺损，甚至同时伴有软硬组织缺损时均可采用。包括：①各种牙列缺损，尤其是游离端缺牙者。②牙缺失伴有牙槽骨、颌骨或软组织缺损者。③拔牙创愈合过程中需

制作过渡性义齿者。④牙周病需活动夹板固定松动牙者。⑤殆面重度磨损或多个牙缺失等原因造成咬合垂直距离过低，需恢复垂直距离者。⑥拔牙后需要制作即刻义齿或因其他特殊需要的化妆义齿者。

3. 禁忌证：①因精神疾病生活不能自理者，如痴呆症、癫痫、精神病等，对可摘局部义齿不便摘戴、保管、清洁，甚至有误吞义齿危险的患者。②对义齿材料过敏或对义齿异物感明显又无法克服者。③严重的牙体、牙周或黏膜病变未得到有效治疗控制者。

4. 可摘局部义齿操作步骤（图 5-8）。

牙体预备应在完成牙体、牙髓、牙周及软硬组织治疗后进行，以便为可摘局部义齿提供固位、支持和稳定。

（1）基牙预备。

1）基牙轴面预备。临床中常见的牙齿倾斜移位，如上颌后牙向颊侧倾斜，下颌后牙向舌侧倾斜，导致牙齿外形高点变化。需对基牙轴面进行预备，以改变外形高点，为卡环臂提供有利位置。

2）当基牙固位倒凹不足时，在基牙颊面或舌面制备一平缓凹陷，使卡环尖位于倒凹内以增强固位。凹陷长 4 mm、龈高 3 mm，应平行于龈缘并靠近。预备凹陷与就位道间需有 0.25 mm 深的倒凹，外形光滑以便卡环臂容易进出。

3）若牙缺失后久未修复，对颌牙可能伸长且尖锐，这会对人工牙产生楔入作用，导致义齿破裂。调磨尖锐牙尖可降低风险，同时为人工牙排列创造更多空间。

4）支托凹的预备，应形成三角形或匙形，底部位于基牙边缘，顶端指向基牙中心。

（2）印模制取。使用有孔托盘，周围留 4 ~ 5 mm 空间。不足时可调整托盘或添加印模材料。保持托盘稳定，防止内应力影响准确性。在口腔修复过程中，印模的取出是一个关键步骤，需要特别注意藻酸盐固化的时机。理想的取出时间是在材料初期固化后的 2 分钟，这时藻酸盐的表面将完全失去黏性。在此状态下取出印模不仅可以防止不必要的撕脱，还能避免因印模材料长时间留于口中而给患者带来不适。

（3）印模检查。取出印模后，应立即进行详细检查。检查项目包括确认印模材料与托盘是否分离、表面是否平滑无分层、基牙表面是否有材料残留、印模边缘是否充分伸展、主要区域是否存在气泡或撕裂等。如果印模不符合要求，必须重新制取以确保质量。

（4）修复体戴入。义齿戴入须依照原设计的就位路径精确戴入。如果在戴入过程中遇到任何阻力，应避免使用过大力量强行安置，而需仔细检查并识别导致阻力的具体区域。通常，阻碍部位位于软组织倒凹内的基托位置。为准确检测这些区域，可利用红蓝咬合纸进行检查，或在牙槽嵴上涂抹龙胆紫以明确阻碍就位的具体部分。一旦识别出阻碍部位，应将义齿取出，并用慢速轮状石磨除基托着色区域，重复此过程直至义齿能够完全就位。

此外，过紧的卡环（特别是弯制卡环）也可能导致就位困难，此时适当调整卡环的松紧度即可解决问题。完成上述步骤后，义齿应能够顺利就位。

（5）检查戴入后的义齿。确保义齿就位后，观察义齿有无翘、摆动等稳定问题；支托与支托凹之间、卡环与牙面之间以及卡环臂的尖端在倒凹区内均实现紧密贴合；同时，卡环体应位于非倒凹区，并且基托与黏膜之间也要保持密合。确保各部分密合，磨除基托过长边缘。用咬合纸检查并调磨咬合点，要求咬合均匀稳定，无侧方及前伸咬合干扰。调整后，对义齿进行抛光，人工牙部分用湿布轮和抛光粉，基托和卡环先用砂纸打磨再抛光。

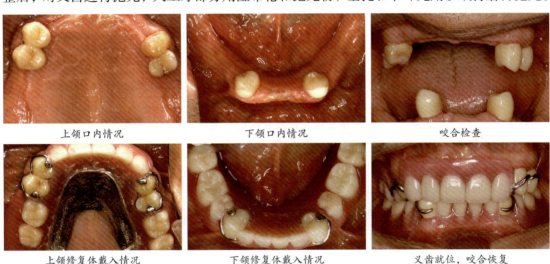

| 上颌口内情况 | 下颌口内情况 | 咬合检查 |
| 上颌修复体戴入情况 | 下颌修复体戴入情况 | 义齿就位，咬合恢复 |

图 5-8 可摘局部义齿操作

五、牙列缺失的全口义齿修复诊疗常规

为牙列缺失患者制作的义齿称全口义齿（complete denture），俗称总义齿。全口义齿由基托和人工牙两部分组成，靠义齿基托与黏骨膜紧密贴合及边缘封闭产生的吸附力和大气压力产生固位，吸附在上下颌牙槽嵴上，借基托和人工牙恢复患者的面部形态和功能。如果仅上颌或下颌为牙列缺失，所制作的义齿称单颌总义齿。由于其临床要点多、临床难度较大、医技配合要求高，该部分操作不作为社区基层口腔全科医师的临床重点，不做详细介绍。

六、总结

老年患者牙体缺损、牙列缺损、牙列缺失修复方式对比见表5-2。

表 5-2 老年患者口腔修复治疗方式对比

	固定修复	可摘局部义齿	全口义齿	种植修复
支持方式	牙	牙和（或）牙槽骨	黏膜	种植体
固位形式	冠＋粘接剂	卡环/附着体及基托	大气压力及唾液黏着力	螺丝/粘接剂或基台上部附着体

2. 了解患者的期望值与依从性。

3. 了解患者是否存在紧张、恐惧心理。

4. 了解患者是否具有经济承受能力。

5. 了解老年患者对不同类型义齿修复的思想准备和知识掌握情况。行可摘局部义齿修复的老年患者，应了解其对初戴义齿的不适感有无足够的思想准备；行固定义齿修复的老年患者，应了解其对磨除较多的牙体组织有无足够的思想准备；行种植义齿修复的老年患者，应了解其是否了解义齿的使用及保护、清洁等知识。

二、护理诊断 / 护理问题

1. 组织完整性受损。与牙列缺损有关。

2. 恐惧。与患者惧怕磨牙有关。

3. 有误吞 / 误吸的风险。与修复器械小且易滑脱有关。

4. 知识缺乏。缺乏义齿修复的相关知识。

三、护理目标

1. 老年患者缺牙修复。较大程度恢复其咀嚼功能、改善发音和面容，提高生活质量。

2. 患者恐惧程度减轻，能够配合治疗及护理。

3. 患者未出现误吞 / 误吸的情况。

4. 老年患者了解可摘局部义齿的治疗方案，能正确认识可摘局部义齿的效果，能保持良好的口腔卫生习惯，建立义齿终身维护、定期复查的观念。

四、护理措施

（一）可摘局部义齿修复患者的护理

1. 心理护理。

（1）进行可摘局部义齿修复前应用通俗易懂的话语向老年患者介绍修复体的优缺点，可通过展示模型标本等形式，让患者对修复体外观有初步的了解。

（2）让患者对修复义齿的功能有正确的认识，可摘局部义齿与真牙不同，义齿只能够部分恢复口腔功能。

（3）告知患者义齿戴用过程中会有适应过程，并需要多次调改，才能实现良好的使用，使其有足够的心理准备及客观评价。

2. 用物准备（图 5-9）。

（1）常规用物，包括一次性口腔器械（口镜、镊子、探针、胸巾）、牙科吸唾管、防污膜、护目镜、手套、口杯、三用枪、凡士林棉签。

（2）牙体预备用物，包括高速涡轮手机、各型金刚砂车针。

（3）印模制取用物，包括口腔印模托盘、印模材料（藻酸盐印模材料、硅橡胶印模材料等）、印模材料调和器具。

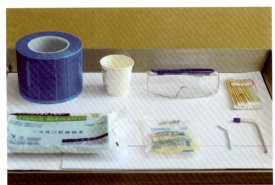

常规用物

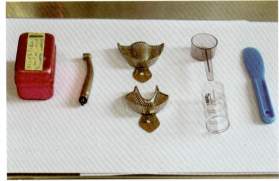

牙体预备用物

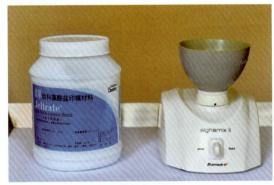

印模制取用物

图 5-9 用物准备

3. 护理配合。

牙体预备及制取印模的临床护理配合见表 5-3。

表 5-3 牙体预备及制取印模的临床护理配合

操作流程	护士配合流程
1. 治疗前准备	向老年患者解释磨牙的目的，取得患者配合 告知老年患者在诊疗中如有不适，应举左手示意 协助患者保持舒适，引导老年患者缓慢、平稳地上牙椅，系好胸巾，调节椅位及光源 用凡士林棉签润滑患者口角，防止口镜牵拉引起患者不适
2. 协助牙体预备	医生根据修复设计需求，进行牙体预备时，根据不同部位的牙体预备，协助选择、更换对应的金刚砂车针 用吸唾管及时吸出口内冷却水及唾液，以降低老年患者呛咳的风险 协助牵拉口角、推压舌体，保证治疗视野的清晰
3. 制取印模	

续表

操作流程	护士配合流程
（1）选择托盘	选择与患者牙弓大小、形态一致的托盘制取印模 托盘与牙弓内外侧应有 3～4 mm 间隙，以容纳印模材料，托盘的翼缘不应超过黏膜转折处，且在唇颊系带部位应有相应的切迹，上颌托盘后缘应盖过磨牙后垫区 老年患者可能因牙齿缺失而导致牙弓形态发生变化，可通过制作个性化托盘，以适应其特殊的口腔情况
（2）协助制取印模	制取印模前应指导老年患者掌握正确的呼吸方法，采取鼻吸口呼的呼吸方法 调节好患者的体位，取上颌印模时，让患者坐直或微仰，避免印模材料向后流动引起患者咽腭部反射；取下颌模型时，患者头稍向前倾 优先选择高精度印模材料，确保模型的准确性 严格按照产品使用要求进行调拌。护士调拌好印模材料后，先取适量的印模材料递给医生放置在口内倒凹区、较高的颊间隙处、上颌结节区、高穹隆的硬腭上（下颌为舌间隙区），再将盛有印模材料的托盘递予医生，放入患者口内 待材料凝固后，轻轻取出托盘和印模
（3）印模处理	印模进行消毒处理 藻酸盐印模应立即灌注，以免印模失水变形 硅橡胶、聚醚橡胶类印模因其聚合后有弹性记忆时间，应静置30分钟后灌注，以确保材料充分固化，保证印模的准确性
4.治疗后的护理	嘱患者漱口 递予患者纸巾和镜子，协助擦拭脸部的印模材料 取下胸巾，移开治疗台，牙椅复位 协助老年患者缓慢下牙椅 预约患者确定颌位关系的复诊时间
5.诊疗单元的处理	整理用物，垃圾分类处理，清洁消毒

4.确定颌位关系的护理。

（1）用物准备。除常规用物外，另备红蜡片、大蜡刀、雕刻刀、酒精灯、打火机、蜡刀架等，有条件可采用电热蜡刀（图5-10）。

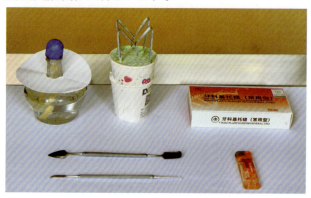

图5-10 确定颌位关系的用物准备

（2）确定颌位关系的临床护理配合见表5-4。

表5-4　确定颌位关系的临床护理配合

操作流程	护士配合流程
1. 治疗前准备	同"牙体预备及制取印模的临床护理配合"
2. 协助确定颌位记录	将已制作完成的蜡基托模型与患者口腔情况对比，确定无误后用水将模型浸湿 备好红蜡片及雕刻刀，点燃酒精灯，烧热蜡刀 医生记录咬合印记后，将颌位记录及石膏模型送至技工室 预约患者试支架、试牙的复诊时间
3. 诊疗单元的处理	整理用物，垃圾分类处理，清洁消毒

5. 试戴蜡牙或整体铸造支架的护理。

（1）用物准备。试戴蜡牙用物与确定颌位关系的用物基本相同，另备镜子供患者确认义齿形态是否满意；试戴整体铸造支架，则另需准备高速涡轮手机及各型金刚砂车针、低速牙科手机及各型砂石针或磨头、咬合纸、技工钳（图5-11）。

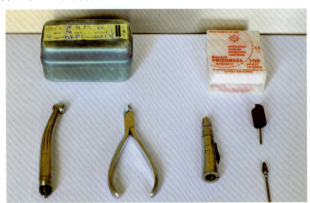

图 5-11　试戴蜡牙或整体铸造支架的用物准备

（2）试戴蜡牙或整体铸造支架的临床护理配合见表5-5。

表5-5　试戴蜡牙或整体铸造支架的临床护理配合

操作流程	护士配合流程
1. 治疗前准备	同"牙体预备及制取印模的临床护理配合"
2. 协助试戴蜡牙	医生将排好牙的蜡基托在患者口内试戴时，护士可协助患者通过镜子观看义齿的形态、颜色、大小及位置 需要调整人工牙时，点燃酒精灯，烧热蜡刀供医生使用 试戴铸造支架时，及时传递咬合纸、牙科手机及车针等用物 试戴完成，患者满意后预约患者初戴义齿的复诊时间
3. 诊疗单元的处理	整理用物，垃圾分类处理，清洁消毒

6. 初戴义齿的护理。

（1）用物准备。与试戴整体铸造支架的用物基本相同，另备砂纸卷对义齿进行抛光。

（2）初戴义齿的临床护理配合见表5-6。

表5-6 初戴义齿的临床护理配合

操作流程	护士配合流程
1. 治疗前准备	同"牙体预备及制取印模的临床护理配合" 核查义齿信息：仔细检查义齿上的标识（如患者姓名、牙位等），确保与患者的信息一致 将已制作完成的可摘局部义齿放入一次性口腔器械盘内
2. 协助初戴义齿	医生调磨义齿基托倒凹及过长边缘时，用强力吸引器吸去磨除的粉尘 需调整卡环时，及时传递技工钳 根据医生调磨需要，及时传递咬合纸、牙科手机及车针等用物 义齿试戴合适后，协助将义齿用砂纸卷或在布轮上抛光，清洁后交给患者戴入 通过镜子耐心指导老年患者正确取戴可摘局部义齿的方法 向患者提供联系方式，告知患者如有不适，应及时就诊
3. 诊疗单元的处理	整理用物，垃圾分类处理，清洁消毒

7. 健康指导。

（1）适应期指导。初戴义齿时，患者可能会感到异物感、恶心、唾液增多、发音受影响等，这是正常现象。通常需要1～2周的时间来适应这些变化。在适应期内，患者应避免使用前牙咬切食物，而应暂时用后牙咀嚼。建议从小块、软质食物开始，逐步过渡到正常饮食。

义齿初戴后，可能有黏膜压痛现象。如压痛严重，出现黏膜溃疡时，可暂时将义齿取下浸入冷水中，及时到医院复诊。但应注意在复诊前2～3小时戴上义齿，以便医生能准确找到压痛点。

（2）摘戴方法。患者应掌握正确的摘戴方法，对准牙位轻轻推拉就位，避免用力过大或过猛，以防止义齿卡环变形。切忌用咬合的方式就位义齿，以免造成损坏。

（3）义齿的清洁方法。饭后应取下义齿，清洁后再戴回。晚上睡觉前应将义齿取下，清洗干净后浸泡在清水中。建议使用软毛牙刷配合假牙清洁片，定期轻轻刷洗、清洁义齿。同时注意禁用开水、消毒液和酒精等溶液浸泡义齿。

（4）饮食注意。在戴义齿初期，应避免食用过硬或过黏的食物，以防义齿脱落或损坏。待适应后，可以逐渐恢复正常饮食，但仍需注意避免过度使用义齿咀嚼硬物。

（5）定期复诊。戴义齿后，患者应定期（每半年到一年）复诊，以便及时发现并处理余留牙和义齿存在的问题。使用中出现任何异常情况，都应及时复诊，切勿自行调改义齿。

（6）义齿保养。避免将义齿暴露在高温或潮湿环境中，以防变形或损坏。如果义齿发生裂纹或折断，应携带折断部分及时到医院复诊。

（二）固定义齿修复患者的护理

1. 心理护理。

（1）进行固定义齿修复前应用通俗易懂的话语向老年患者介绍修复体的优缺点，可通过展示模型标本等形式，让患者对修复体组成结构及固位原理有初步的了解。

（2）向老年患者详细解释固定义齿修复的过程及牙体预备的必要性。

2. 用物准备（图 5-12）。

（1）必用物准备，与"可摘局部义齿的牙体预备及制取印模"用物大致相同，另备：①局部麻醉用物（必要时），包括卡局芯式麻醉剂、卡局式注射器、一次性针头、碘伏棉签。②排龈用物，包括排龈线、排龈器、盐酸肾上腺素、眼科剪。③印模制取用物，包括聚醚橡胶印模材料、聚醚混合机、一次性混合头、聚醚橡胶专用注射器、计时器。

（2）制取𬌗位关系记录用物，包括硅橡胶𬌗记录材料混合枪、硅橡胶𬌗记录材料、一次性搅拌头。

（3）比色用物，包括比色板、镜子。

（4）制作暂时冠用物，包括丙烯酸树脂材料混合枪、丙烯酸树脂材料、一次性搅拌头、

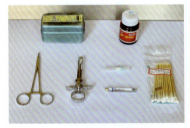
局部麻醉用物

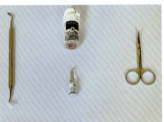
排龈用物

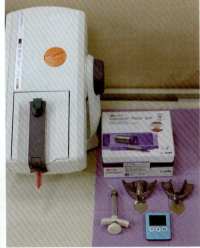
制取印模用物

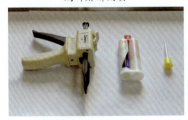
制取𬌗位关系记录用物

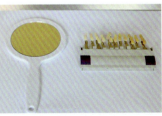
比色用物

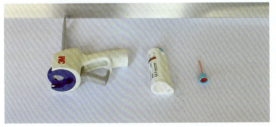
制作暂时冠用物

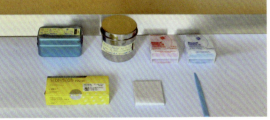
粘接暂时冠用物

图 5-12　用物准备

咬合纸、酒精棉球、暂时粘接水门汀材料、调拌刀、调拌纸。

3. 护理配合。

基牙牙体预备及制取印模的临床护理配合见表 5-7。

表 5-7　基牙牙体预备及制取印模的临床护理配合

操作流程	护士配合流程
1. 治疗前准备	同"牙体预备及制取印模的临床护理配合" 如老年患者需注射局麻药（治疗牙为活髓牙），应评估患者有无过敏史、高血压及冠心病，以及确定患者不处于空腹状态，才能予以治疗 做好麻醉剂（名称、浓度、剂量、有效期）和患者姓名、治疗牙位的查对工作
2. 制取暂时桥模型（直接法）	选取合适的托盘，按要求调制相应的模型材料，将盛满模型材料的托盘递予医生放入患者口内 印模材料凝固后，用湿纸巾包裹，放置一旁备用
3. 配合注射局麻药	传递碘伏棉签，医生消毒口腔注射部位 传递卡局式注射器，传递前拧紧注射器的各个关节、切忌用双手回套针帽，防止针刺伤
4. 协助牙体预备	同"可摘局部义齿的临床护理配合"
5. 协助排龈	根据预备体、牙龈沟大小取合适长度和粗细的排龈线或遵医嘱将排龈线用盐酸肾上腺素浸湿（需评估老年患者有无高血压、心脏病） 将排龈线预弯一圆圈，用镊子将排龈线置于预备体颈部 传递排龈器，必要时传递眼科剪，协助医生剪掉多余的排龈线 及时吸唾
6. 协助制取印模	
（1）工作印模制取（以机混型聚醚橡胶为例）	制取印模前的注意事项，参照"可摘局部义齿的临床护理配合" 选择与患者牙弓大小、形态、高低合适型号的托盘 先向聚醚专用注射器内注入少量材料 再将托盘置于聚醚橡胶一次性混合头底部，由非工作端向工作端缓慢注入聚醚橡胶材料直至充满整个托盘 开启计时器（按印模材料的说明书要求设定时间） 向医生传递聚醚专用注射器 注射完毕后，立即传递托盘给医生 计时结束后，及时提醒医生取出托盘和印模
（2）非工作印模制取（以藻酸盐印模为例）	参照"可摘局部义齿的临床护理配合"
（3）印模处理	参照"可摘局部义齿的临床护理配合"
7. 协助制取咬合记录	安装一次性搅拌头，将硅橡胶咬合记录注射枪递予医生 材料就位后，开启计时器（按材料说明书要求设定时间） 凝固后的咬合记录随印模一起消毒，保存好备用
8. 协助比色	关闭治疗灯 传递比色板给医生，同时递予患者镜子 协助医生和患者在自然光下完成比色并做记录

续表

操作流程	护士配合流程
9. 协助制作暂时冠（以枪混型暂时冠材料为例）	牙体预备后，将枪混型丙烯酸树脂暂时冠材料注入"步骤2"制取的暂时冠模型内递予医生，患者口内就位，凝固后取出暂时冠 在预备体上试戴暂时冠 协助医生检查暂时冠咬合高度 调磨时，用强吸引器吸除粉末 调磨完成，协助抛光、消毒和隔湿 调拌暂时粘接材料，均匀放置于暂时冠的组织面，递予医生 口内就位后，传递探针给医生，及时擦除多余的暂时粘接材料
10. 治疗后的护理	嘱患者漱口 递予患者纸巾和镜子，协助擦拭脸部的印模材料 取下胸巾，移开治疗台，牙椅复位 协助老年患者缓慢下牙椅 告知患者应避免使用暂时冠咀嚼硬物或黏性食物，以防修复体受损或脱落。同时，活髓牙修复的患者，还需特别注意避免进食过冷过热的食物，以免刺激牙髓，引起不适 预约患者复诊戴牙时间 提供联系方式，告知患者如有不适，应及时就诊
11. 诊疗单元的处理	整理用物，垃圾分类处理，清洁消毒

4. 试戴及粘接固定义齿的护理。

（1）用物准备（图5-13）。

①常规用物，同"基牙预备"。

②粘固用物，粘接剂如玻璃离子水门汀、聚羧酸锌水门汀及复合树脂粘接剂等，遵医嘱选用。

③其他用物，包括脱冠器、卡尺、直机、砂轮、牙线、咬合纸、75%酒精棉球、干棉球。

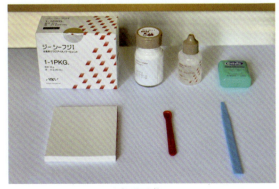
粘固用物

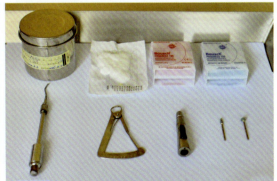
其他用物

图5-13 用物准备

（2）试戴及粘接固定义齿的临床护理配合见表5-8。

表 5-8　试戴及粘接固定义齿的临床护理配合

操作流程	护士配合流程
1. 治疗前准备	同"可摘局部义齿戴牙的临床护理配合"
2. 协助试戴	选择正确的脱冠器，递予医生，协助取下患者口内的暂时冠 活髓牙的患者，应指导其用温水漱口 协助医生检查修复体的就位、咬合及邻接情况 根据医生调磨需要，及时传递咬合纸、牙科手机及车针等用物，协助牵拉口角 调磨时，及时吸除唾液及瓷粉粉末 递予患者镜子，征求患者对修复体形态、颜色的意见，确认满意后，再行粘接
3. 协助粘接	备20 cm的牙线，将其中部系在桥体近中龈间隙的颊侧，余线端靠近殆面备用（材料凝固后，打开活结即可清洁桥体底部与黏膜组织间的粘接材料） 协助抛光、消毒和隔湿 遵医嘱调拌粘接材料，均匀放置在固定义齿的组织面（避免桥体底部沾有材料），递予医生 口内就位后，传递探针予医生，及时擦除多余的粘接材料
4. 治疗后的护理	嘱患者温水漱口 递予患者纸巾和镜子，协助擦拭脸部的牙科材料 取下胸巾，移开治疗台，牙椅复位 协助老年患者缓慢下牙椅
5. 诊疗单元的处理	整理用物，垃圾分类处理，清洁消毒

5. 健康指导。

（1）保持口腔卫生。每天至少刷牙两次，定期配合使用漱口水也可保持口腔清洁，使用冲牙器或牙线清洁牙间隙。

（2）饮食指导。戴牙后24小时内避免使用患侧进食。前牙修复的患者，应避免用前牙啃撕食物；后牙修复的患者，应避免用后牙咀嚼过硬、过黏的食物，以免修复体崩裂、脱落。活髓牙修复患者应避免进食过冷过热的食物。

（3）定期检查与维护。固定义齿修复后应半年至一年复查一次，如发现固定义齿有松动、损害或出现自发痛等情况，应及时就诊。

（三）牙列缺损种植修复患者的护理

1. 心理护理。

（1）进行种植模型制取前应用通俗易懂的话语向患者详细解释取模目的、过程和可能的不适感，使患者对此有充分的了解和准备。

（2）在种植戴牙前，积极与患者沟通，帮助其设置合理的期望。明确告知新义齿可能需要一段时间的适应期，以及可能出现的不适感。

（3）鼓励患者保持积极心态，对新义齿抱有信心和期待。

2.口腔种植印模制备的护理。

（1）用物准备（图5-14），与"可摘局部义齿的牙体预备及制取印模"用物大致相同，另备：①种植修复用物，包括种植修复扭矩扳手、种植修复螺丝扳手、转移杆、替代体。②印模制取用物，包括一次性口腔印模托盘、低速直机、直机裂钻、红蜡片。③制取𬌗位关系记录用物，同"固定义齿"。④比色用物，同"固定义齿"。⑤其他，包括冲洗器、0.2%醋酸氯己定冲洗液、75%酒精棉球、干棉球。

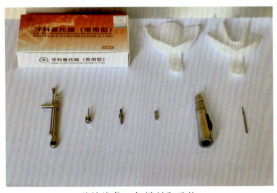

种植修复、印模制取用物

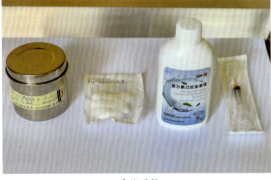

其他用物

图5-14　用物准备

（2）口腔种植印模制备的临床护理配合见表5-9。

表5-9　口腔种植印模制备的临床护理配合

操作流程	护士配合流程
1.治疗前准备	同"牙体预备及制取印模的临床护理配合" 告知老年患者医生放置印模转移体后，不可用力咬，以免损伤种植体 告知老年患者如在口内感觉到有异物时，应举左手立即告知医护人员，以便及时处理
2.协助制取印模（开窗式印模制取）	制取印模前的注意事项，参照"可摘局部义齿的护理配合" 传递种植螺丝扳手予医生，协助取下愈合基台 传递0.2%醋酸氯己定冲洗液予医生，协助冲洗牙龈袖口，及时吸唾 传递转移杆、种植螺丝扳手予医生，协助连接转移体 选择与患者牙弓大小、形态、高低合适型号的开窗托盘 遵医嘱调拌印模材料放入注射枪内和托盘依次递予医生并计时 材料凝固后，传递种植螺丝扳手予医生，协助卸下转移杆 传递0.2%醋酸氯己定冲洗液予医生，协助再次冲洗牙龈袖口，及时吸唾 传递种植螺丝扳手、愈合基台予医生，协助安放愈合基台 制取非工作模型（藻酸盐材料），参照"可摘局部义齿"的护理配合的对应内容 传递转移杆、替代体及种植螺丝扳手予医生，协助连接替代体

续表

操作流程	护士配合流程
3. 协助制取𬌗位关系记录	参照"固定义齿的护理配合"
4. 印模处理	
5. 协助比色	
6. 治疗后的护理	嘱患者漱口 递予患者纸巾和镜子，协助擦拭脸部的印模材料 取下胸巾，移开治疗台，牙椅复位 协助老年患者缓慢下牙椅 预约患者复诊戴牙时间
7. 诊疗单元的处理	整理用物，垃圾分类处理，清洁消毒

3. 种植修复体戴入的护理。

（1）用物准备。①常规用物，同"固定义齿的修复"。②粘接用物，包括粘接剂（玻璃离子水门汀、复合树脂粘接剂等，遵医嘱选用）。③种植修复用物，包括种植修复扭矩扳手、种植修复螺丝扳手、基台封洞材料、充填器。④其他用物，包括牙线、咬合纸、75%酒精棉球、干棉球、冲洗器、0.2%醋酸氯己定冲洗液。

（2）种植修复体戴入的临床护理配合见表 5-10。

表 5-10　种植修复体戴入的临床护理配合

操作流程	护士配合流程
1. 治疗前准备	向老年患者交代本次治疗的主要过程，取得患者配合 协助患者保持舒适，引导老年患者缓慢、平稳地上牙椅，系好胸巾，调节椅位及光源 用凡士林棉签润滑患者口角，防止口镜牵拉引起患者不适 核查义齿信息，仔细检查种植义齿上的标识（如患者姓名、牙位等），确保与患者的信息一致 将核对完成的种植义齿放入一次性口腔器械盘内
2. 协助试戴	传递种植螺丝扳手予医生，协助取下愈合基台 传递 0.2% 醋酸氯己定冲洗液予医生，协助冲洗牙龈袖口，及时吸唾 传递种植牙冠、基台、种植螺丝扳手、扭矩扳手予医生，协助试戴 协助医生检查种植修复体的就位、咬合及邻接情况 根据医生调磨需要，及时传递咬合纸、牙科手机及车针等用物，协助牵拉口角 调磨时，及时吸除唾液及瓷粉粉末 递予患者镜子，征求患者对修复体形态、颜色的意见，确认满意后，再行粘接

续表

操作流程	护士配合流程
3.协助粘接	传递基台封洞材料、充填器，协助封闭基台螺丝孔 协助抛光、消毒和隔湿 遵医嘱调拌粘接材料，均匀放置在种植牙冠的组织面，递予医生 口内就位后，传递探针予医生，及时擦除多余的粘接材料 传递咬合纸予医生，确认咬合情况
4.治疗后的护理	嘱患者漱口 递予患者纸巾和镜子，协助擦拭脸部的牙科材料 取下胸巾，移开治疗台，牙椅复位 协助老年患者缓慢下牙椅
5.诊疗单元的处理	整理用物，垃圾分类处理，清洁消毒

4.健康指导。

（1）口腔卫生维护。定期使用牙线、牙间隙刷、冲牙器，重点清洁种植牙的颈部及周围的牙龈组织；保持定期洁牙，清除种植体周围积存的菌斑、牙结石。

（2）调整饮食习惯。种植区域应遵循渐进负重的原则，从软食逐渐过渡到正常饮食，避免咀嚼过硬食物。改变偏侧咀嚼等不良饮食习惯。

（3）调整生活习惯。建议患者戒烟，吸烟对口腔健康有害，应尽量避免。有夜磨牙习惯的患者，建议晚上佩戴夜磨牙垫。

（4）定期复查。应在修复后1个月、3个月、6个月和1年时复诊，之后每年复查一次，进行专业维护，不适随诊。

五、护理评价

1.修复好缺失牙，较大程度恢复老年患者咀嚼功能、改善发音和面容，提高生活质量。

2.减轻就诊过程中的恐惧，积极配合治疗及护理。

3.未出现误吞／误吸的情况。

4.明确知识缺口，建立义齿终身维护、定期复查的观念，保持良好的口腔卫生习惯。

（牟思圆）

第三节　修复治疗后的常见问题、处理及注意事项

一、冠/桩冠修复

（一）修复后常见问题及处理

1. 疼痛。

（1）过敏性疼痛。患牙若为活髓牙，经牙体预备后，暴露的牙本质遇冷、热刺激会出现牙本质过敏现象。粘固时，消毒药物刺激、戴冠时的机械刺激、冷刺激以及粘接剂刺激，会引起患牙出现短时的过敏性疼痛。待粘接剂充分结固后，疼痛一般可自行消失。若长时间持续疼痛，说明牙髓受激惹严重，必要时应取下修复体进行根管治疗。若修复体使用一段时间之后出现过敏性疼痛，可能的原因有继发龋、牙龈退缩、粘接剂脱落或溶解，需要及时到医院就诊，查明原因，有针对性的处理。

（2）自发性疼痛。修复体粘固后出现自发性疼痛，其常见原因为牙髓炎、根尖周炎或牙周炎。牙髓炎可发生在修复后的近期或远期，初期可为冷、热、酸、甜刺激性疼痛，逐步发展为自发痛。一旦牙髓炎发生，应拆除修复体后对患牙行根管治疗。根尖周炎可表现为自发痛、叩痛或咬合痛，应作 X 线牙片检查，确诊后，根据病因做相应治疗。可能的原因有咬合创伤、不彻底的根管治疗、根裂等。

（3）食物嵌塞性疼痛。首先明确食物嵌塞的原因，若接触点接触不良，则需要拆除修复体重新制作。

2. 龈缘炎。表现为修复体牙龈边缘充血、水肿、易出血等。其原因可能是：①修复体轴面外形不良，如轴面凸度不足，食物冲击牙龈；或轴面凸度过大，食物不能与龈组织接触，使龈组织失去食物对牙龈的生理按摩作用。②冠边缘过长，修复体边缘有悬突或有残留的粘接剂。③口腔卫生不良，修复体边缘有菌斑附着。治疗时，可对局部清洁冲洗上药，尽可能消除或减少致病因素，保守治疗效果不佳时，应拆除修复体重做。

3. 修复体松动、脱落。修复体在粘固后可能出现松动脱落，可能的原因有：①修复体固位不足，如咬合高度不足，𬌗龈距太短；桩在根管内的长度较短，或直径较细，与根管壁之间不贴合。②咬𬌗力过大，𬌗力集中，侧向力过大。③粘固失败，如粘固时，干燥不彻底，唾液污染粘接表面；粘接剂尚未完全结固时，患者咀嚼破坏了结固等。修复体一旦松动，应及时就诊，尽早取下修复体，仔细分析松动、脱落的原因。如为设计、制作的原因应重做。如因咬合创伤所致，应磨改调𬌗抛光后重新粘固。如因粘固失败，清洁牙面及

修复体表面后，选用优质粘固材料重新粘固。如因为固位形差，则要重新修改预备基牙，改善固位后重新制作修复体。

4. 修复体破裂、折断、穿孔。出现此类情况的原因可能有：①外伤，如咬硬物后；②材料因素，如瓷的脆性较大，树脂强度较低，特别是在薄弱处；③制作因素，如局部棱角锐边，应力集中处易折断；④殆力过大，在咬合紧、存在创伤时，容易出现折断；⑤调殆磨改过多，颌面空间不足，戴牙时已经将殆面磨得过薄；⑥磨耗过多，如咀嚼硬物、磨牙症等。小范围的破裂，可用光固化树脂恢复；大范围破损，应将修复体拆下重做。对于穿孔的金属修复体原则上应重做。对于牙冠部分折断的桩冠，如冠桩固位良好不易拆除，可将残留树脂牙冠预备成核，再做冠修复。

（二）修复后注意事项

1. 避免啃咬过硬、过黏的食物（例如啤酒盖、奶糖等）。

2. 注意口腔卫生，配合牙线、冲牙器清洁牙齿颈部和邻面，以防菌斑聚集。

3. 若戴牙后出现轻微的发胀，属于正常情况，若出现咬合不适、疼痛加重，请及时就医。

4. 若活髓牙戴牙后出现短暂的敏感症状，无须担心，一般会在 1 周内自行消失，若出现夜间痛、剧烈疼痛、疼痛持续时间较长，请及时就医。

5. 若戴牙后义齿发生松动、脱落，请完好保存并及时就医。

6. 若戴牙后出现崩瓷且牙冠有明显尖锐边缘，应及时就医，避免刮伤黏膜。

二、固定桥修复

（一）修复后常见问题及处理

1. 基牙疼痛。

（1）咬合早接触。固定桥戴牙后短期内出现咬合痛，多为早接触点引起。早接触点会使基牙受力过大引起牙周创伤，产生咬合痛，经过调殆去除早接触点，疼痛就可以消失。

（2）牙周膜损伤。若固位体与邻牙接触过紧，或基牙的共同就位道有偏差，固定桥勉强就位就可能造成邻牙或基牙的牙周膜损伤，产生轻微疼痛，一般会自行消失。

（3）基牙牙髓炎。由于基牙牙体预备量过大，或预备过程中牙髓受到刺激损伤，则会导致牙髓炎症，出现冷热刺激痛、自发痛等牙髓炎症状。一旦牙髓炎发生，则需要拆除修复体对患牙行根管治疗后重新修复。

2. 龈炎。

（1）粘接剂未去除干净。固定桥粘固后，多余粘接剂未去净，压迫刺激龈组织，引起炎症，去净多余粘接剂后可消除龈炎。

（2）菌斑附着和食物嵌塞。修复体边缘不贴合，或全冠固位体桥体轴面外形不佳，自洁作用差，导致龈缘菌斑附着出现龈炎。与邻牙的接触点恢复不良，或使用一段时间后由于磨耗的存在，可能会逐渐显现牙缝，需定期维护。导致食物嵌塞压迫刺激牙龈也可引起龈炎。一般应拆除后重新制作固定桥，修复牙列缺损。

3. 固定桥松动。

（1）基牙松动。缺牙数目多桥体跨度过大或基牙本身条件差承受力差，使桥基牙负荷过大，引起基牙牙周组织损伤，导致基牙松动。若牙周组织损伤较小，可采取保守治疗，如调𬌗等减轻基牙负担。若牙周组织损伤严重，则需拆除固定桥重新设计修复。

（2）固位体与基牙不密合。由于固位体与基牙不密合，降低了固位体的固位作用，粘接剂溶解，失去粘固力，使固定桥松动。

（3）继发龋。基牙产生继发龋后，导致基牙牙冠的牙体组织软化或缺损，失去固位力。这种情况需要对基牙治疗后再重新修复。

（4）固位力不足。由于基牙短小或预备聚合度过大等，常导致固定桥松动脱落。需要检查原因，重新预备基牙或重新设计修复体。

4. 固定桥折断、破损。

（1）折断。咬合力过大、桥体过大、固定桥连接体强度不够等因素，可导致固定桥的折断。

（2）破损。固定桥厚度不足，咬合力过大，患者咬合空间不足，修复体强度不足等因素可导致固定桥破损。固定桥一旦出现折断、破损，则需要拆除后重新修复。

（二）修复后注意事项

1. 不能吃过硬、过黏的食物。过硬的食物容易导致崩瓷，过黏的食物能导致固定桥脱落。

2. 保持良好的口腔卫生习惯。饭后要及时刷牙，可以配合使用牙线、间隙刷等，将牙齿内的食物残渣及时清理出去，以免食物残渣刺激牙龈肿胀发炎。同时要定期洁牙和口腔检查，发现问题及时处理。

3. 初戴固定义齿可能有轻微不适感，这一现象一般在戴牙后数天内消失。

4. 固定桥修复需要磨除部分牙体组织，修复中和修复后一段时间内可能会有牙齿冷热敏感的症状，短时间内最好不要食用刺激性的食物。

三、种植牙修复

（一）修复后常见问题及处理

1. 种植体周组织炎症。

（1）种植体周黏膜炎。临床表现为种植体周围牙龈充血水肿、增生、触及出血。发生的原因有：①粘接固位时粘接剂残留，刺激牙龈产生炎症；②种植牙冠牙龈边缘形态不合适，挤压牙龈组织；③患者口腔卫生习惯差，导致种植修复牙冠局部有食物残渣残留或牙结石形成等。出现种植体周黏膜炎时，应及时复诊，去除病因，局部冲洗抗炎治疗。

（2）种植体周炎。种植体周炎是由种植体周黏膜炎发展而来，是炎症性损害已经突破黏膜屏障并累及种植体周围的牙槽骨导致种植体周袋形成及支持骨的丧失。早期出现无症状或轻度不适，中期出现基台、部分种植体暴露，晚期出现种植牙松动、脱落。有效预防的措施是定期复查、定期完成牙周健康维护（龈上洁治术、龈下刮治术）、做好口腔清洁。对吸收较严重者进行翻瓣，种植体清洁后填塞人工骨粉，引导骨组织再生。特别严重的，需拔除种植体，待伤口愈合后再根据情况进行合理的修复。

2. 机械并发症。

（1）种植体折断或折裂。种植体折断常见的临床表现为种植上部修复松动、移位，局部炎症，食物嵌塞，咀嚼食物不适等。种植体折断可分为中央螺丝折断，种植体颈部折断，种植体体部折断（拍 X 线片可见种植体有裂隙）。如中央螺丝折断，取出折断的中央螺丝后更换新的中央螺丝即可；如种植体体部或颈部折断均应取出种植体，待创伤愈合后重新行种植手术。

（2）中央螺丝松动。中央螺丝松动发生在种植体颈部，主要表现为牙冠松动，其是由于长期使用咬合应力过于集中、金属疲劳等。出现中央螺丝松动时，应请医生调改咬合应力，旋紧，如中央螺丝有损伤则更换中央螺丝。

3. 美学并发症。美学并发症主要见于前牙区，表现为牙龈退缩、牙龈乳头缺失、种植修复牙颈部基台金属暴露等。如果有牙周病，牙槽骨局部条件欠佳，或不能接受因牙槽骨吸收而引发的牙美学瑕疵，可选择固定全瓷冠桥修复来达到美观的修复效果。

（二）修复后注意事项

1. 定期复查。按照牙医的建议，定期进行种植牙的复查。通常，复查的间隔时间为 6 个月至 1 年，牙医会检查种植牙的稳固性和周围组织的健康状况，并进行影像学检查，以便及时发现任何可能的问题和并发症。

2. 保持良好口腔卫生。坚持正确刷牙、使用牙线 / 冲牙器清洁牙缝、使用漱口水清洁口腔，避免种植体周炎、种植体周黏膜炎的发生。

3. 饮食注意。避免过度用力咀嚼坚硬食物，避免对种植体造成额外压力和损伤。

4. 避免损伤。避免使用牙齿作为工具咬硬物，避免运动或其他活动时对口腔造成冲击和损伤。如果从事剧烈运动或从事容易导致口腔外伤的职业，可以考虑佩戴护牙套等口腔保护器。

5. 注意种植牙的异常情况。如果发现种植牙或周围组织出现任何异常，如疼痛、松动、出血、肿胀等症状，应联系牙医进行检查和处理。尤其是种植牙的松动，应及时处理。

6.戒烟限酒。吸烟和过量饮酒会影响种植牙的健康和稳固性。尽量戒烟或减少吸烟量，限制酒精摄入，有助于保持种植牙的健康。

四、活动义齿修复

（一）修复后常见问题及处理

1.疼痛。

（1）基牙痛。基牙痛的原因包括：①咬合早接触、卡环过紧或人工牙与基牙接触过紧，产生对基牙的推拉力量；②义齿设计不当，基牙负担过重；③牙体预备造成牙本质过敏；④义齿长期戴用而使基牙发生牙体、牙髓、牙周病变等。应查明原因进行恰当处理，可通过调牙合，调整卡环、人工牙与基牙的关系，减轻基牙负担；或通过牙本质脱敏治疗及牙体、牙髓、牙周病治疗等消除患者基牙的疼痛。

（2）软组织痛。

①基托边缘过长、过锐，基托组织面有多余的塑料凸起。基托进入牙槽嵴倒凹区，或牙槽嵴上有骨尖和骨性隆起，对软组织产生刺激、压迫和擦伤，黏膜发生炎症和溃疡。应磨改基托边缘、缓冲基托组织面，同时用药物治疗患处。

②硬区缓冲不够。因义齿下沉，基托挤压硬区黏膜而出现疼痛，应对疼痛区域的基托组织面进行缓冲。基托折断而引起义齿下沉所致的疼痛，应修理义齿重新放置基托。

③咬合压力过大或过于集中。尤其是游离端义齿，因黏膜负担过重而引起疼痛。应调整咬合，减小牙齿咬合力，加大基托以分散牙齿咬合力，从而解除疼痛。

④义齿不稳定。咬合时义齿发生移动，致使基托摩擦软组织而发生疼痛。应找出义齿不稳定的原因进行修改，改进义齿的稳定性。

⑤卡环臂过低刺激牙龈、舌侧卡环臂过高或过于凸出而刺激舌缘引起疼痛。应调整卡环臂的位置或改变卡环设计。部分患者初期可能会出现强烈的异物感，这是正常的，适应一段时间即可减轻。

2.固位不良。

（1）卡环不密合或未合理利用倒凹区，因而未能充分发挥卡环的卡抱作用，可以调整卡环。

（2）基托不密合，边缘密封差或基托面积过小。对于修复大量缺牙的义齿及游离端义齿，未能充分利用基托的吸附力和大气压力的协同固位作用而影响义齿固位、稳定。处理方法同全口义齿固位不良的处理。

（3）义齿某个区域或部件与基牙、牙槽嵴之间存在支点，使义齿发生翘动等不稳定现象。如基托、隙卡体部与基牙有早接触点；硬区基托缓冲不够；人工牙排列过于偏向唇（颊）侧、舌侧，远离牙槽嵴顶等。应分析原因，通过消除支点、缓冲硬区，调整人工牙排列等方法，对义齿加以修改和修理，改善其稳定性。

（4）卡环数量和分布不当，抗义齿转动、移位的间接固位措施不力。应改善义齿的设计形式和加强抗转动、移位的措施。

（5）义齿弹跳，卡环臂尖未进入基牙倒凹区，而是抵住了邻牙，咬合时基托与黏膜贴合，开口时卡环的弹力使基托又离开黏膜，只要修改卡环臂即可纠正。

（6）基牙牙冠小、固位性差影响义齿固位。应增加基牙或改变卡环类型。

3. 义齿咀嚼功能差。

（1）人工牙低牙合，牙合面过小或牙合面锐度不够，即无足够的沟槽和牙尖高度。应通过加高咬合，加大牙合面和增加沟槽等方法来提高咀嚼功能。

（2）义齿咬合恢复不良。人工牙与对颌牙接触面积小；人工牙咬合高，造成患者天然牙接触不良。需调整人工牙排列，调整咬合。

（3）恢复的垂直距离过低。因肌张力不足而影响咀嚼功能者，需重新建立牙合关系，增加垂直距离。

（4）基牙少或牙周情况差。牙槽嵴低平，牙槽嵴黏膜薄，承载能力差，使义齿的咀嚼功能受限。应增加基牙数目，加大基托的覆盖面积，以增加义齿的支持力，提高咀嚼功能。

4. 义齿摘戴困难。卡环过紧，义齿非弹性部分进入硬组织倒凹区，使义齿摘戴困难。可调整卡环，磨改进入倒凹区的基托及人工牙。

5. 食物嵌塞。戴义齿后出现食物嵌塞和滞留，主要是由于基托、卡环及金属连接杆与基牙、黏膜组织的不密合而引起，或因义齿的松脱、翘动而造成。可用局部衬垫或修理的方法来改善。

6. 发音不清晰。戴义齿后由于口腔空间变小，舌运动受限，暂时不习惯而造成，使用一段时间后即可改善。若由于基托过厚、过大或人工牙排列偏于舌侧而造成，应修改基托或重新排列人工牙。

（二）修复后注意事项

1. 初戴后可能会出现不适感、异物感，尤其是首次使用活动义齿的患者，请耐心使用并练习摘戴，勿使用牙齿协助就位，以免义齿发生变形。避免咬过硬物，以免造成基托损坏或变形。

2. 如果戴入义齿后出现牙齿或黏膜疼痛，或者义齿松动，请及时复诊进行调改。若无法明确疼痛点，建议在就诊前佩戴义齿使用 2～3 小时，方便医生检查定位疼痛点。

3. 活动义齿的清洁。建议每次进食后取下义齿清洁，睡前将活动义齿刷洗干净后置入冷水中浸泡，勿用热水，以防变形。可配合使用假牙清洁片如保丽净等辅助清洁。义齿正确维护，不仅可以增加其使用寿命，也可以保护口内余留的天然牙。

4. 使用寿命。当长期佩戴后出现义齿松动、压痛，可能需更换义齿。请及时至口腔修复科更换制作，以免造成天然牙折断等情况。

三种缺牙后的修复方式优缺点对比见表 5-11。

表 5-11　三种缺牙后的修复方式对比

修复方式	优点	缺点
活动义齿修复	可拆卸，便于清洁和保存 价格相对较低，患者易于接受 适应范围广，可用于前牙和后牙修复	患者有异物感，舒适感较差 需要每天取戴，使用较麻烦 清洁不佳易导致义齿覆盖的基牙出现龋病或牙周病
烤瓷桥修复	固定修复，咀嚼效率高，美观度高 疗程较短 长期效果稳定，使用寿命长	对基牙有损伤 治疗效果取决于基牙条件
种植修复	稳定性高，咀嚼效率高 美观度高，可以更好地恢复患者的自信心 可以个性化定制烤瓷冠或全瓷冠，适应不同的审美需求	价格昂贵 治疗周期较长 对缺牙区骨量有一定要求 对患者的全身状况有一定要求，需要排除手术禁忌证

（许亚梅）

参考文献

[1] 刘洪臣. 老年口腔医学 [M]. 北京：人民军医出版社，2002.

[2] PATIL M S, PATIL S B. Geriatric patient-psychological and emotional considerations during dental treatment[J]. Gerodontology, 2009, 26(1): 72-77.

[3] 赵铱民，陈吉华. 口腔修复学 [M]. 7 版. 北京：人民卫生出版社，2012.

[4] 于海洋. 口腔固定修复工艺学 [M]. 北京：人民卫生出版社，2006.

[5] 徐军. 口腔固定修复的临床设计 [M]. 北京：人民卫生出版社，2006.

[6] 于海洋. 美学修复的临床分析设计与实施 (第一册)[M]. 北京：人民卫生出版社，2014.

[7] 冯海兰，徐军. 口腔修复学 [M]. 2 版. 北京：北京大学医学出版社，2012.

[8] 于海洋. 口腔活动修复工艺学 [M]. 北京：人民卫生出版社，2014.

[9] 宿玉成. 口腔种植学 [M]. 2 版. 北京：人民卫生出版社，2014.

[10] 中华口腔医学会口腔修复学专业委员会. 老年患者口腔修复指南 [J]. 中华口腔医学杂志, 2022, 57(2): 122-127.

[11] 冯希平. 口腔预防医学 [M]. 7 版. 北京：人民卫生出版社, 2020.

[12] 赵佛容. 口腔护理学 [M]. 4 版. 上海：复旦大学出版社, 2024.

[13] 李秀娥. 实用口腔护理技术 [M]. 北京：人民卫生出版社, 2016.

[14] 刘洪臣, 时权, 王俊成, 等. 人工种植牙的保健与维护 [J]. 口腔颌面修复学杂志, 2018, 19(3): 129-132.

第六章

门诊感染管理和
四手操作技术

第一节 门诊感染管理

一、诊室环境管理

（一）空气质量

1.自然通风。诊室保持良好通风能够维持室内空气新鲜，减少空气中颗粒物、细菌及病毒等污染和异味。诊室每日通风3次，每次30分钟以上，这是最简便有效的空气净化手段。

2.通风系统。安装高效的通风换气设备，如新风系统，确保有足够的新鲜空气进入诊室，同时将污浊空气排出。合理设计通风管道和风口布局，保证空气均匀流通。

3.空气过滤。采用合适的空气过滤器，如高效空气过滤器，减少空气中的有害物。

4.空气消毒和监测。每日用循环风紫外线消毒设备进行诊室内消毒，并定期使用专业的空气监测仪器对诊室内空气质量进行指标监测。

5.控制人员流动。合理安排患者的就诊时间，减少诊室内人员的过度聚集，降低人员活动带来的空气污染和交叉感染风险。

6.定期清洁。对通风设备、空气净化过滤装置等进行定期清洁和维护，保证其正常运行和良好的工作状态。

（二）区域合理布局

1.合理分区。明确划分出诊疗区、候诊区、器械处理区、医疗废物暂存区、技工室、医护生活办公区等，各区域功能清晰，每个治疗单元应分清洁区、半污染区和污染区。

2.功能独立。每个诊室单元应相对独立，按照四手操作要求设计，单位牙椅≥3 m×2 m（面积），两台牙科综合治疗台间宜设物理隔断或独立，隔断高度≥1400 mm，避免不同诊疗区域之间的交叉干扰。每一诊疗椅位应设洗手池一个，使用非手动触碰开关。

3.医护患通道分开。设置专门的医护通道和患者通道，避免医患间不必要接触带来的感染隐患，特别是手术室。诊疗区域患者能方便进入和离开诊室，减少不必要的折返，医护人员活动区域间无遮挡，能快速移动。

（三）诊室废弃物处理

1.医疗废物分类。根据《医疗废物分类目录（2021年版）》，将诊室废弃物分为感染性废物、损伤性废物、病理性废物、化学性废物及药物性废物。

（1）感染性废物：携带病原微生物能够引发感染性疾病传播的医疗废物。口腔门诊常见的感染性废物包括使用后废弃的一次性医疗器械，以及被患者血液、体液、排泄物等污染的除锐器以外的废弃物。

（2）损伤性废物：能够割伤或刺伤人体的废弃的医疗锐器。口腔门诊的损伤性废物主要包括废弃的金属类锐器，如针头、手术刀、探针、各种扩大锉等，以及废弃的玻璃类锐器，如玻璃安瓿、玻璃板等。

（3）病理性废物：诊疗过程中产生的人体组织废弃物和医学实验动物尸体等。口腔门诊的病理性废物主要为拔除的牙齿以及切除的软组织。

（4）化学性废物：是指具有毒性、腐蚀性、易燃性、反应性的废弃的化学物品。口腔门诊使用的汞合金材料及其残余物即属于此类废物。

（5）药物性废物：是指过期、变质、被污染或者淘汰的废弃的药物。

2. 医疗废物处理流程。

（1）收集：在诊室内设置不同颜色和标识的包装物或容器，感染性废物放入黄色医疗废物袋中，损伤性废物放入锐器盒，病理性、化学性及药物性废物放入专用的容器内，所有包装物或容器均要确定无破损、渗漏。

（2）暂存：医疗废物收集后应及时运送到指定的暂存区域，避免在诊室内长时间存放。暂存区域应保持清洁、干燥，并有明显的标识和隔离措施。

（3）转运：科室暂存的医疗废物，当盛装容量达到 3/4 或暂存时间达到 48 小时后应封口，及时清运。清运必须由专业的医疗废物处理公司或单位内部经过培训的人员将医疗废物转运至指定的处理场所，并按照相关废物交接制度进行交接并做好登记，转运过程中应确保运输工具符合卫生要求，防止遗漏。

二、个人防护

（一）手卫生

手卫生是医务人员洗手、卫生手消毒和外科手消毒的总称，是降低医护人员工作中交叉感染的风险而采取的措施，是最简单、有效、方便、经济的医院感染控制方法。

手卫生进行的五个时刻总结为"两前三后"，具体为：

（1）接触患者前：在接触不同患者之间以及同一患者身体从污染部位移动到清洁部位时，无论是否戴手套都要进行手卫生。

（2）无菌操作前：在进行无菌操作前，应进行标准洗手。

（3）体液暴露后：在接触患者的体液、分泌物、排泄物、血液以及伤口敷料等后，一定要及时进行标准洗手。

（4）接触患者后：手部有可能感染患者的致病菌，因此接触患者后要及时进行标准洗手。

（5）接触患者周围环境后：接触患者使用过的医疗器械以及患者的衣物、用品都需要进行手卫生，避免交叉感染的发生。

1. 洗手。洗手是指通过洗手液等清洁剂，配合流动水冲洗手部，以去除手部污垢、细菌、病毒等污染物的行为。洗手可以直接切断通过手传播的感染途径，是防止感染扩散最简单、最有效的一项措施。

（1）正确洗手的条件：①洗手用水必须为流动水，避免使用盆装水重复洗手；②每个诊室椅位应设一个洗手池，便于医护人员进行洗手；③为了最大程度减少交叉感染，洗手池开关应配备电子感应或脚踏式；④戴手套前后，裸手不慎触摸污染的物体或表面均应洗手；⑤因肥皂在反复使用中可能传播污染，建议使用洗手液；⑥擦手巾必须清洁干燥，最好使用后丢弃，或直接使用一次性擦手纸。

（2）洗手方法（图6-1）：①湿手。打开水龙头，用流动水将双手充分淋湿。②取液。按压洗手液，量以手上均匀布满泡沫为宜。③揉搓。掌心相对，手指并拢相互揉搓；手心对手背沿指缝相互揉搓，交换进行；掌心相对，双手交叉沿指缝相互揉搓；弯曲手指使关节在另一手掌心旋转揉搓，交换进行；右手握住左手大拇指旋转揉搓，交换进行；将五个手指尖并拢放在另一手掌心旋转揉搓，交换进行。充分搓洗双手至少15秒。④冲洗。用流动水将双手冲洗干净，确保手上无泡沫残留。⑤干手。用干净的擦手纸擦干双手或自然晾干。

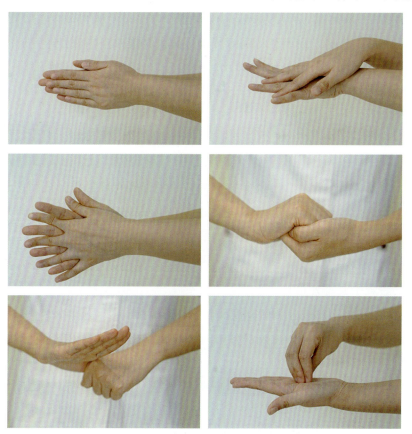

图6-1 标准洗手方法

2. 卫生手消毒。卫生手消毒是医务人员用速干手消毒剂揉搓双手，减少手部暂居菌的过程。在医务人员手部没有肉眼可见污染时，或无条件进行标准洗手时可选择速干手消毒剂消毒双手代替洗手。

3. 外科手消毒。外科手消毒是使用肥皂或皂液和流动水洗手，再用手消毒剂清除或杀灭手部暂居菌、常居菌的过程，外科手消毒应用于外科手术前在手术室内进行，口腔门诊常规诊疗应用较少。

（二）隔离防护

个人防护用品包括防护服、外科口罩、护目镜、一次性治疗手套和器械清洗时专用的厚质手套。医护在进行口腔治疗时，个人防护用品提供重要的防护，可以避免因飞溅、喷雾、气溶胶或其他与患者体液接触的操作而面临的感染风险，使医护能够安全地开展工作，保障医疗体系的正常运行（图6-2）。

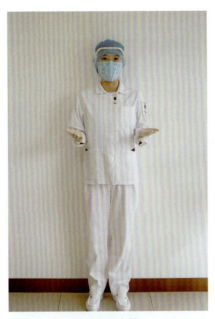

图6-2 个人防护用品穿戴

1. 防护服。所有医护人员均应穿着干净的工作服，目的是将皮肤和内衣与唾液、血液、气溶胶和其他污染物质隔离，医护人员可根据感染性物质的暴露程度选择防护服的类型。防护服可能传播污染，因此工作人员不能以任何原因穿着或携带防护服离开单位或诊所。

2. 口罩。戴口罩可以避免吸入治疗过程产生的气溶胶和意外飞溅产生的喷雾，能有效隔离感染性微生物的传播，因此选用的口罩需具备良好的过滤性能，紧密贴合面部，减少缝隙，确保防护效果。同时因医护人员长时间佩戴，还要求口罩必须具备舒适性。工作中，医务人员可根据实际防护需求选择口罩的类型。

3. 护目镜和面罩。护目镜用于防止液体、飞沫、粉尘等溅入眼部，保护眼睛免受伤害，要求护目镜贴合眼部轮廓，有较好的密封性，镜片通常具有防雾、抗冲击等性能，材质轻便舒适，不影响视线。面罩可覆盖面部较大面积，提供更广泛的防护，不仅保护眼睛，还能保护面部其他部位。面罩可作为护目镜的替代品，但是不能代替口罩，因其不能阻止人体吸入污染的气溶胶和喷雾。无论是护目镜还是面罩，都需定期清洁和维护，确保其防护功能的正常发挥。

4.手套。手套能防止皮肤与唾液、血液及黏膜的直接接触，有效阻隔医护人员与患者之间的病原体传播，保护医患双方。常规接诊"一患一换"，避免交叉感染。治疗期间只有完好无损的手套才有效，如出现手套破损，应立即取掉手套，洗手后重新戴手套。为了防止治疗期间污染清洁物品，如治疗过程中可能触碰抽屉把手、材料等，可佩戴外层手套。

（三）职业暴露及应急处理

医务人员的职业暴露是指医务人员在从事诊疗、护理活动过程中接触有毒、有害物质，或者各种传染病病原体，从而损害自身健康甚至危及生命的情况。在口腔诊疗中，最常见的职业暴露为锐利器械伤或针刺伤，发生时应立即处理。

1.临床职业暴露处理原则。

（1）立即停止操作，尽快进行处理，减少感染风险。

（2）彻底清洗，尽可能清除病原体。

（3）确定暴露源的感染状况，评估感染风险。

（4）根据情况采取相应的预防干预措施。

2.临床职业暴露处理方法。

（1）停止操作，立即从近心端向远心端挤压受伤部位，尽可能挤出损伤处的血液，避免来回挤压。

（2）用流动水和肥皂进行冲洗。

（3）用75%酒精或0.5%碘伏等消毒剂消毒伤口。

（4）及时报告相关部门，如医院感染管理部门。

（5）对暴露源进行检测，评估感染风险。根据具体情况，如暴露源为乙肝、丙肝、艾滋病等感染者，需要及时采取相应的预防用药，包括注射乙肝免疫球蛋白、服用抗病毒药物等，并进行追踪检测。

三、口腔器械消毒灭菌管理

（一）术语及定义

1.口腔器械，是指用于预防、诊断、治疗口腔疾患和口腔保健的可重复使用器械、器具和物品。

2.高度危险口腔器械，是指穿透软组织、接触骨、进入或接触血液或其他无菌组织的口腔器械。包括：①拔牙器械，如牙龈分离器、拔牙钳、牙挺、牙凿等；②牙周器械，如洁治器、刮治器、牙周探针、超声工作尖等；③根管器具，如根管扩大器、各类根管锉、各类根管扩孔钻、根管充填器等；④手术器械，如种植、牙周以及牙槽外科手术用器械、种植和拔牙用牙科手机等；⑤其他器械，如牙科车针、排龈器、挖匙、刮匙、电刀头等。

3.中度危险口腔器械，是指与完整黏膜接触，不进入人体无菌组织、器官和血液，也不接触破损皮肤、破损黏膜的口腔器械。包括：①检查器械，如口镜、镊子、器械盘等；②正畸用器械，如正畸钳、取带环钳子、带环推子、金冠剪等；③修复用器械，如印模托盘、去冠器、拆冠钳、垂直距离测量尺等；④各类充填器和银汞合金输送器；⑤其他器械，如牙科手机、卡局式注射器、吸唾器、用于舌（唇、颊）的牵引器、三用枪头、成形器、开口器、金属反光板、拉钩、挂钩、橡皮障夹、橡皮障夹钳、口内 X 线片夹持器等。

4.低度危险口腔器械，是指不接触或间接接触患者口腔，参与口腔诊疗服务，虽有微生物污染，但一般情况下无害或只有受到一定量的病原微生物污染时才造成危害的口腔器械。包括：①调刀，如模型雕刻刀、蜡刀等；②其他器械，如橡皮调拌碗、橡皮障架、打孔器、牙锤、聚醚枪、卡尺、抛光布轮、技工钳等。

（二）口腔器械处理基本原则

（1）口腔器械应一人一用一消毒和（或）灭菌。

（2）高度危险口腔器械应达灭菌水平。

（3）中度危险口腔器械应达灭菌水平或高水平消毒。

（4）低度危险口腔器械应达中或低水平消毒。

（三）口腔器械处理操作流程

1.器械回收。

（1）口腔器械使用后应与废弃物品分开放置，及时回收。

（2）根据器械材质、功能及处理方法的不同进行分类放置。具体如下：①结构复杂不易清洗的口腔器械（如牙科小器械、刮匙等）宜保湿放置，保湿液可以选择生活饮用水或酶类清洁剂；②牙科手机、电动牙洁治器和电刀应初步去污，存放于干燥回收容器内；③其他器械可选择专用回收容器放置。

（3）回收容器每次使用后应及时清洗、消毒、干燥备用。

2.清洗。

口腔器械清洗方法包括手工清洗和机械清洗（含超声波清洗）。非电源口腔器械可选择机械清洗。带电源口腔器械、精密复杂口腔器械宜选择手工清洗。牙科小器械及其他结构复杂的器械首选超声清洗。

（1）手工清洗。

1）操作程序：①将器械、器具、物品置于流动水下冲洗，初步去除污染物。②冲洗后，使用酶清洁剂或其他清洁剂浸泡后刷洗、擦洗。③刷洗、擦洗后，再用流动水清洗。

2）注意事项：①手工清洗时水温宜为 15 ～ 30 ℃。②去除干固污渍可以先用酶清洁剂浸泡，使用液浓度和浸泡时间参考生产厂家使用说明书，浸泡后再行刷洗或擦洗。③刷洗操作要在水面下进行，防止产生气溶胶。④管腔器械要用压力水枪冲洗，可拆卸部分应拆开后清洗。⑤选用相匹配的刷洗用具、用品，避免器械磨损。⑥清洗用具、清洗池等需要每日清洁消毒。

（2）超声清洗。

1）操作程序：①流动水下冲洗器械，初步去除污染物。②清洗器内注入清洗用水，并添加清洁剂，水温应 ≤ 45 ℃，将器械放入篮筐中，浸没于水面以下，管腔器械的管腔内应注满水。③使用流动水进行漂洗。④超声清洗操作，遵循生产厂家的指导手册进行操作。

2）注意事项：①清洗时应盖好超声清洗机的盖子，防止产生气溶胶。②根据器械的材质选择相匹配的超声频率和时间。③牙科小器械超声清洗时宜配备专用篮筐。

（3）自动清洗消毒器。自动清洗消毒器适用于耐湿热物品的清洗和消毒，如玻璃调拌板、金属调拌刀、橡皮碗等。根据器械的形状和特性选择适宜的清洗盛装架，注意精细和锐利器械应固定放置，可拆卸器械应拆开，器械轴节应充分打开。操作严格参照清洗设备说明书要求，同时定期检查记录设备的清洗消毒效果。

3. 干燥。宜选用干燥设备对器械、器具进行干燥处理。根据器械、器具的材质选择适宜的干燥温度：金属类干燥温度 70 ～ 90 ℃；塑料类干燥温度 65 ～ 75 ℃。不耐热的器械、器具或者无干燥设备，可使用低纤维絮擦布进行干燥处理。

4. 检查与保养。干燥后的口腔器械表面、螺旋结构处、关节处应无污渍、水渍等残留物质和锈斑。对清洗不合格的器械应重新处理，损坏或变形的器械应及时维修或更换。

5. 消毒。常用的消毒方法包括物理和化学两大类。

（1）物理消毒方法是利用光照或热力等物理作用，使微生物的酶失去活性、结构破坏、蛋白质凝固变性而死亡，从而达到消毒目的。耐热、耐湿的口腔器械应首选湿热消毒法。消毒后直接使用的诊疗器械、器具和物品，湿热消毒温度应 ≥ 90 ℃，时间 ≥ 5 分钟；消毒后继续灭菌处理的，湿热消毒温度应 ≥ 90 ℃，时间 ≥ 1 分钟。

（2）化学消毒方法是利用各种化学药品杀灭微生物，各类化学消毒剂按其杀灭微生物作用水平分为高效、中效、低效 3 种类型，临床根据不同消毒目的进行选择。

①高效消毒剂：可杀灭一切微生物，包括细菌繁殖体、芽孢、真菌、分枝杆菌、病毒，亦称灭菌剂，适用于口腔高、中危器械的消毒，常用有甲醛、戊二醛、环氧乙烷等。

②中效消毒剂：除不能杀灭有较多有机物保护的细菌芽孢外，其他微生物均可杀灭，适用于口腔中、低危器械消毒，常用有含氯消毒剂、含碘消毒剂以及醇类消毒剂。

③低效消毒剂：可杀灭细菌繁殖体、真菌和亲脂病毒，不能杀灭细菌芽孢和亲水病毒，适用于口腔低危器械消毒，常用有氯己定、苯扎溴铵（新洁尔灭）等二胍类消毒剂。

注意，使用自动清洗消毒器时，清洗消毒自动进行，使用参照设备说明书。

6. 包装。

（1）根据器械特点和使用频率选择合适的包装材料。低、中度危险的口腔器械可不包装；消毒或灭菌后直接放入备用清洁容器内保存；牙科小器械宜选用牙科器械盒盛装。

（2）封包。包外应有灭菌化学指示物，并标有物品名称、包装者、灭菌器编号、灭菌批次、灭菌日期及失效期。口腔门诊手术包的包内、包外均应有化学指示物。纸塑袋包装时应密封完整，密封宽度 ≥ 6 mm，包内器械距包装袋封口处 ≥ 2.5 cm（图 6-3）。医用热封机在每日使用前应检查参数的准确性。

7. 灭菌。

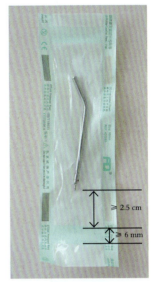

≥ 2.5 cm

≥ 6 mm

图 6-3　纸塑袋包装

（1）压力蒸汽灭菌。耐热、耐湿的口腔器械首选压力蒸汽灭菌，其灭菌参数根据压力蒸汽灭菌器性质和灭菌物品性质等不同，具体操作应遵循生产厂家的使用说明或指导手册。

压力蒸汽灭菌器操作程序包括灭菌前准备、灭菌物品装载、灭菌操作、无菌物品卸载和灭菌效果监测。

1）灭菌前准备。设备每天运行前应进行安全检查，包括：①灭菌器压力表处在"零"的位置；②记录打印装置处于备用状态；③灭菌器柜门密封圈平整无损坏，柜门安全锁扣灵活、有效；④灭菌柜内冷凝水排出口通畅，柜内壁清洁；⑤电源、水源、蒸汽、压缩空气等运行条件符合设备要求。⑥确认后，遵循产品说明书对灭菌器进行预热。

2）灭菌物品装载。宜将同类材质的器械、器具和物品，置于同一批次进行灭菌。材质不相同时，纺织类物品应放置于上层、竖放，金属器械类放置于下层。

摆放应利于蒸汽进入和冷空气排出，手术器械包、硬质容器应平放；盆、盘、碗类物品应斜放；玻璃瓶等底部无孔的器皿类物品应倒立或侧放；纸袋、纸塑包装物品应侧放。选择下排气压力蒸汽灭菌程序时，大包宜摆放于上层，小包宜摆放于下层灭菌操作。

3）灭菌操作。应观察并记录灭菌时的温度、压力和时间等灭菌参数及设备运行状况。

4）无菌物品卸载。确认灭菌过程合格后从灭菌器内取出物品，取出后冷却时间 >30

分钟。之后检查有无湿包，湿包不应储存与发放，应分析记录原因并改进。检查化学指示物颜色变化。无菌包掉落地上或误放到不洁处应视为被污染。

（2）干热灭菌。对于耐热、不耐湿、蒸汽或气体不能穿透的物品，如碳钢材质，玻璃等器械宜选干热灭菌。干热灭菌参数一般为：150 ℃，150 分钟；160 ℃，120 分钟；170 ℃，60 分钟；180 ℃，30 分钟。具体灭菌程序、参数、注意事项应遵循生产厂家使用说明书。

（四）口腔特殊器械、材料消毒灭菌

1. 牙科手机。牙科手机应根据内部结构或功能选择适宜的清洗保养方法。特殊用途牙科手机，应遵循生产厂家或供应商提供的使用说明进行清洗与保养。

（1）牙科手机使用后在带车针情况下使用牙科综合治疗台水气系统冲洗手机内部水路和气路 30 秒。

（2）将牙科手机从连线上或快接口取下，卸下车针，去除表面污染物，暂时存放于干燥容器内。

（3）回收。

（4）清洗干燥，分为手工清洗和机械清洗。

1）手工清洗。使用压力罐装清洁润滑油，清洁牙科手机的进气孔管路，或使用压力水枪冲洗进气孔内部管路，然后使用压力气枪干燥。

注意事项：①使用压力罐装清洁润滑油过程应用透明塑料袋或纸巾包住手机头部，避免油雾播散；②部件可拆的种植牙专用手机应拆开清洗；③不可拆的种植牙专用手机可选用压力水枪进行内部管路清洗；④使用压力水枪清洗牙科手机后应尽快使用压力气枪进行内部气路的干燥，避免轴承损坏；⑤压力水枪和压力气枪的压力宜在 200 ~ 500 kPa，不宜超过牙科手机使用说明书标准压力；⑥牙科手机不能浸泡在液体内清洗；⑦使用罐装清洁润滑油清洁内部的过程中，如有污物从机头部位流出应重复操作，直到无污油流出为止。

2）机械清洗。牙科手机放入机械清洗设备，固定牙科手机，选择正确的清洗程序，自动清洗。机械清洗设备内应配有牙科手机专用接口，其清洗水流符合牙科手机的内部结构。机械清洗宜选用去离子水、软水或蒸馏水。

注意事项：①电源马达不应使用机械清洗机清洗；②不宜使用超声清洗机清洗；③牙科手机应单独清洗，清洗后内部管路应充分干燥。

（5）保养。其目的是给轴承和传动机件表面涂润滑油，清洁轴承或涡轮部件间隙内的碎屑及污物，分为手工注油保养、机械注油保养。

1）手工注油保养。用与压力罐装润滑油连接相匹配的注油适配器或接头对牙科手机注入润滑油；夹持器械的部位（卡盘或三瓣簧）应每天注油；内油路式牙科手机宜采用油脂笔润滑卡盘或瓣簧和轴承；低速牙科弯机和直机注油参考以上注油方式，特殊注油方式

参考厂家或供应商提供的使用说明书执行。

注意事项：①清洁注油时应将注油接头与牙科手机注油部位固定，以保证注油效果；②避免油雾播散；③选择压力罐装清洁润滑油对牙科手机进行清洁的可以不用再次注入润滑油。

2）机械注油保养。将与牙科手机连接相匹配的注油适配器或接头后插入自动注油养护机内，选择适宜的注油程序进行注油。

（6）包装封口。将完成养护的手机按规格放入不同型号的纸塑包装袋内，经180 ℃医用封口机压膜封口。然后依次放在带筛孔的托盘内，手机之间应保留一定间隙，塑料面朝上，利于蒸汽穿透与干燥。

（7）灭菌。牙科手机属于带管腔器械，需选用预真空式或正压排气式压力灭菌器。选择标准程序，注意参数设定及过程监测。灭菌程序结束后将手机从灭菌器内取出，查看手机灭菌纸袋上的指示剂是否变色，变成黑色为彻底灭菌标记。

（8）储存。灭菌成功的手机置于专柜储存。

2. 印模。

（1）藻酸盐类水胶体印模材料的清洗和消毒（图6-4）：①清洗。印模制取后，在流动自来水下冲洗15秒，轻吹印模表面至无明显积水，或用洁净的一次性纸巾轻吸至无明显积水。②消毒。使用当天配制的0.5%次氯酸钠溶液彻底喷洒印模所有表面，并用消毒剂湿润的一次性纸巾完整包裹10分钟。③二次清洗。印模消毒后，在流动自来水下冲洗15秒，去除明显积水，灌注石膏模型。

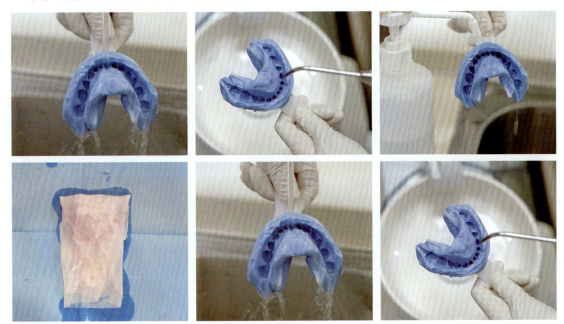

图6-4　藻酸盐印模的清洗和消毒

（2）硅橡胶类和聚醚类弹性体印模材料的清洗和消毒：①清洗。同"藻酸盐类水胶体印模材料"。②消毒。使用当天配制的 0.5% 次氯酸钠溶液或 2% 戊二醛溶液浸泡印模所有表面 10 分钟。③二次清洗。同"藻酸盐类水胶体印模材料"。

（3）注意事项：①印模消毒前应去除多余水分，避免稀释消毒液浓度而影响消毒效果。②消毒剂的配制需结合《中华人民共和国药典》和产品说明书要求进行制备，以保证使用浓度和消毒时间。③水胶体印模制取后应尽快进行清洗消毒。弹性体印模制取后可放置一段时间（常规约为 20 分钟）后进行清洗消毒。④印模清洗消毒后应按制造商要求灌注石膏模型。

（五）监测要求

为确保消毒灭菌的效果，需要进行日常和定期监测并记录，监测包含物理、化学监测。湿热消毒每次应监测温度、时间。化学消毒应根据消毒剂种类定期监测化学消毒剂的浓度、消毒时间。小型灭菌器及其他灭菌器均应定期监测。

（六）器械储存

储存区应配备物品存放柜（架）或存放车，并应每周对其进行清洁消毒。

灭菌物品和消毒物品应分开放置，并有明显标识。裸露灭菌及一般容器包装的高度危险口腔器械灭菌后应立即使用，最长不超过 4 小时。中、低度危险口腔器械消毒或灭菌后置于清洁干燥的容器内保存，保存时间不宜超过 7 天。采用灭菌包装的无菌物品不同包装类型储存有效期不同，纺织材料和牙科器械盒包装有效期 7 天，一次性纸袋包装有效期 30 天，一次性皱纹纸、医用无纺布以及一次性纸塑袋包装有效期为 180 天。

（宋秀秀）

第二节　四手操作技术

一、概述

口腔四手操作技术是在口腔治疗的全过程中，医生、护士根据人体工程学原理，采取舒适的坐位，患者采取放松的仰卧位，医护双手（共四只手）平稳而迅速地传递所有器械、材料，共同配合完成口腔治疗的操作技术。

在口腔治疗过程中应用四手操作技术可以提高诊疗效率、减轻医护的疲劳与压力，同时为患者提供高质量的护理服务，提升患者体验感。四手操作技术作为一项标准操作技能，是口腔医疗服务中的重要组成部分。

二、四手操作技术的基本原则

1. 节力原则。

在口腔治疗过程中，医护人员动作应满足最少体力达到最大工作效率的原则。根据幅度可将动作分为 5 级：

Ⅰ级：只涉及手指的动作。如按牙椅的调节键或抓取一种小零件。

Ⅱ级：涉及手指及腕部的动作。如医护双手传递麻醉注射器。

Ⅲ级：涉及手指、腕部和肘部的动作。如使用高速牙科手机去除龋坏面。

Ⅳ级：涉及整个手臂与肩部的动作。如移动显微根管仪等。

Ⅴ级：涉及整个上半身的动作。如弯腰查看口内情况、将牙科材料放回抽屉等。

动作级次越低，花时间越短，耗体力越小，因此为了最大限度地保证医护人员身体的舒适，应尽量减少或避免Ⅳ级和Ⅴ级动作。

2. 安全原则。

在诊疗过程中，保证患者安全的同时，避免医护人员发生职业暴露。

3. 视野清晰原则。

在诊疗过程中，护理人员利用吸唾装置及三用枪头等协助医生暴露治疗区域。

三、四手操作技术对环境设施要求

1. 诊疗区域布局。

诊疗区域设计合理，整体治疗空间能容纳诊疗设备，有利于医护患在轻松舒适的环境下进行诊疗活动。

2.诊疗设施设备。

（1）综合治疗椅。综合治疗椅作为口腔诊疗工作的基本设备，应满足人体工程学原理及四手操作要求。整个综合治疗椅主要有椅子、治疗灯、器械台、吸唾装置等。为保证治疗中安全、舒适、高效，综合治疗椅的长和宽应由人体平卧位（人体最稳定和放松的体位）时的身高与宽度决定，涉及人体体重的支点部位，需加一定厚度的软垫，为了使患者背部、坐骨及四肢均有较完全的支托，而让身体各部分的肌肉和关节处于自然松弛状态，椅座面、背靠面的设计曲度应与人体生理弯曲尽可能一致。综合治疗椅最顶端的头托可以灵活调节，上、下、前、后方向均可移动。整个综合治疗椅椅面软硬度应适宜，头靠、背靠和椅面的调节要求灵活。

（2）医护专用座椅。座椅是维持医护正常操作姿势与体位的重要保证，能上、下调节，座椅泡沫软垫柔软适度，医护的臀部能完全得到支撑，小腿和足有一定的放置空间，利于治疗中变换体位。护士座椅椅背有可旋转的扶手及便于放脚的底盘。

（3）护士移动治疗台。台面的宽度需要满足放置当前患者四手操作所需物品及操作调拌的需求，抽屉的设计需保证物品按照无菌观念分类放置。

四、四手操作位置要求

（一）医、护、患的体位

1985 年，美国牙科医师 Beach 提出"固有感觉诱导"，核心观点是"以人为中心，以零为概念，以感觉为基础"，规范医生、护士、患者在治疗中的姿势，使他们身体处于最自然、最舒适的状态（图 6-5）。

1.医生的体位。

（1）医生座位。医生座位的高度以医生弯肘时前臂与地面保持平行为宜，大腿与地面平行或膝盖稍低于臀部，下背部靠近椅背以获得良好支撑，整体位置移动主要由操作点决定，用力点与操作面相互垂直，以达到较好的操作效果。

（2）医生姿势。身体正直，自然放松，上臂垂直，肘部尽量靠近躯体。

（3）医生身体角度。医生头部微前倾，眼睛与患者口腔的连线与纵轴垂直线呈20°～30°，以便更好地观察口腔内操作区域及与助手进行配合；同时为了减少颈椎脊椎压力，保持身体的舒适，医生眼睛与患者口腔距离为 36～46 cm。

2.护士的体位。

（1）护士座位。护士应坐在患者的左侧，臀部靠贴患者肩膀，面对医生，座椅高度比医生座椅高 10～15 cm。

（2）护士姿势。护士应保持背部挺直，双脚平行放于底盘上，以保持大腿大动脉血液循环通畅。椅扶手位于肋下区，调整腹杆以支撑背部或腹部，双手置于胸前维持舒适平衡的工作位置。

3. 患者的体位。可根据具体操作适当调整。一般采取平卧位，综合治疗椅背呈水平或稍高 7°～ 15°，脊柱完全放松，头顶部与牙椅头托部平齐，头部随诊疗部位的改变而进行位置调整，但左右的幅度不宜超过 45°。当患者取印模、拍摄照片等特殊需求时，可调节椅背垂直呈 90°，患者置于垂直位。

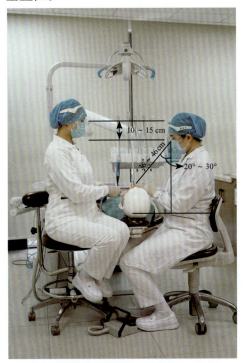

图 6-5　四手操作医、护、患的体位

（二）医生、护士、患者的位置关系

操作区基于"时钟概念"，用于划分口腔团队工作区域，让医生、护士和患者在其各自的工作区域和空间互不干扰又互相配合。该概念适用于任何牙科操作，旨在提高医务人员的工作效率和舒适度。我们将医生、护士、患者的位置关系假想成一个钟面，医生工作区是完成治疗的位置（图 6-6）。

1. 医生工作区。

右利手时钟 7 ～ 12 点位置，左利手时钟 12 ～ 5 点位置，此区域仅为医生根据患者治疗部位移动的范围，不能放置任何物品。上颌操作多选时钟 12 点，下颌操作右利手多选择时钟 7 ～ 9 点位置，左利手时钟 3 ～ 5 点位置。

2. 静止区。

右利手时钟 12 ～ 2 点位置，左利手时钟 10 ～ 12 点位置，此区放置相对固定的设备，如笑气设备等。

12

静止区

2

护士工作区

医生工作区

4

7

传递区

图6-6 四手操作工作区划分（以右利手医生为示意）

3.护士工作区。

右利手时钟2～4点位置，左利手时钟8～10点位置，此区为护士就座的位置，为了便于四手配合，护士移动治疗台放于此区域。

4.传递区。

右利手时钟4～7点位置，左利手时钟5～8点位置，是医生和护士之间传递器械与材料的区域，位于患者胸部正上方。前方传递时，操作台位于传递区，便于医生和护士拿取物品。

五、器械传递与交换技术

为了维持医护在治疗中的正确操作姿势，提高治疗效率，护士平稳高效地将物品、器械及牙科材料传递到医生手中，器械传递时要求时间准确、位置恰当、传递的器械准确。

1.器械握持方法。

医生握持器械的方法因器械类型、使用方式及患牙位置而不同，了解器械的握持方法是医护平稳传递及交换器械的基础。主要有3种器械握持方法（图6-7）：①握笔式。将器械如握笔一样拿在手中，是最常用的方法。②掌式。用手掌将器械牢固握于手中。③掌拇指式。将器械握持于手掌中，拇指用来稳定器械，引导方向。

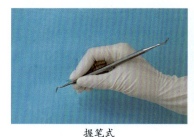
握笔式

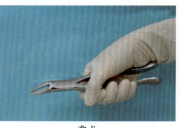
掌式

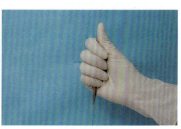
掌拇指式

图6-7 器械握持方法

2. 器械传递方法。

不同的物品和器械根据其自身设计及用途采用不同方法进行传递，临床上常用的器械传递法有握笔式传递法、掌拇指握式传递法。最常见的为握笔式传递法，即护士左手的拇指、示指、中指握持器械的非工作端递予医生拇指、中指和示指指腹处，确定医生握住后松手。

3. 器械交换方法。

①平行器械交换法是最常用的交换方法，即护士以左手拇指、示指及中指取出消毒好的下一步将使用的器械，握持器械的非工作端，在传递区域内，确保此器械与医生手中待交换的器械平行，再以左手的无名指和小指将医生使用后的器械勾回手掌中再递送待用器械至医生手中，并将使用过的器械放回治疗台（图6-8）。②双手交换法，即护士左右手同时使用，传递不同器械到医生双手中，或一只手取回医生使用后的用物，另一只手传递待用物品。

4. 锐利器械的传递。

（1）手术刀。护士手持刀柄工作端，刀刃的方向背向手心，医生握持住后，护士及时松手。同时刀背向手心，医生移动手术刀时即使护士未及时松手也不会划伤手。

（2）注射器。注射器传递时应佩戴针帽，护士双手传递，左手拇指、示指握住注射器柄部，手掌和其余三指固定好针栓，右手拇指、示指握持针帽，医生握持住注射器后，及时拔下针帽。注射完毕，医生直接用针头找准针帽，单手回套针帽（图6-9）。

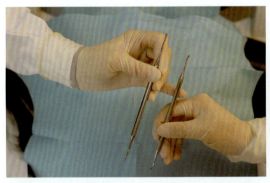 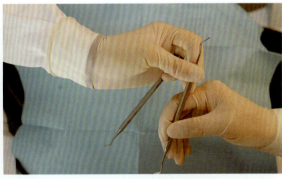

图6-8 平行器械交换法

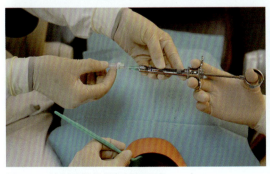 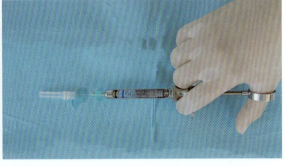

图6-9 注射器的传递与针帽回套

5.传递中注意事项。

①传递位置不可过高，避开患者面部，尽可能靠近患者口腔。②传递根管锉等小器械要准确、平稳，可使用收纳器具传递，避免锐器伤。③传递用物时应确认医生握持稳固后方可松手。④交换过程中用物避免污染及碰撞。

6.高效传递器械的要求。

（1）护士掌握口腔常见疾病的护理及操作流程，并了解医生的个人习惯，能预测下一步治疗所需器械及材料。传递器械只涉及Ⅰ、Ⅱ、Ⅲ级动作，尽量消除频繁扭转或转动身体拿取物品。

（2）根据患牙位置传递器械的工作端朝向，让医生拿到器械便可使用，不必再调整器械朝向。护士双手协调利用，左手传递牙科器械及材料，右手吸唾并准备待用器械及材料。护士将器械稳固传递到医生手中，避免医生视线离开术野。

（3）提升护理配合，注重细节护理。如补牙时，根据窝洞大小对材料进行合理切分、塑形，根据治疗牙位，调整光固化灯灯头的方向；牙髓治疗根管预备时，根据根管测量长度，提前为疏通根管需要的扩锉测量好长度；消毒根管，准备适宜的消毒棉签等。传递全过程应注意器械握持部位及方法，保证无污染、无碰撞。

六、吸引器

吸引器能吸净口腔内唾液、水、血液和碎屑，同时减少设备操作等产生的细菌气溶胶和异味，还可以帮助牵拉口内软组织，起到保护黏膜、为医生提供最佳的操作视野的作用。

1.吸引器管的分类。

（1）弱吸引器管。有塑料质地和不锈钢金属材质，塑料吸唾管较为轻便，柔韧性较好，能适应不同口腔形状和部位；金属吸唾管坚固、不易变形，在一些复杂操作或手术及需要较强吸力的情况下更有优势，但较重且灵活性不及塑料质地的吸唾管，所以常规临床使用为塑料质地的吸唾管（图6-10）。

（2）强吸引器管。口腔的强吸引器管原理类似于强力的吸尘器（图6-11）。

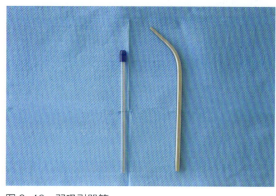

图6-10　弱吸引器管

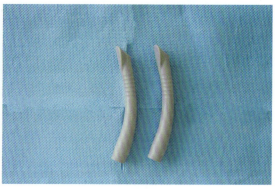

图6-11　强吸引器管

2. 吸引器管的握持方法。

吸引器管的握持方法有握笔式、掌拇握式和反掌拇握式，护士根据对抗的阻力大小选择握持方式。常规使用握笔式，掌拇握式和反掌拇握式在需要对抗阻力大时使用。

3. 吸引器管的放置位置（表 6-1）。

作为护理人员需掌握不同治疗区域吸引器放置位置和操作要领，不正确的放置不仅无法保证有效维护诊疗区域视野，还可能造成口腔软组织意外损伤。

表 6-1　不同治疗区域吸引器管放置位置

治疗区域	吸引器管放置位置
上前牙	治疗牙切端
下前牙	治疗牙根部
左侧上下颌磨牙	颊侧
右侧上下颌磨牙	腭侧（舌侧）

口腔治疗时，护士应及时用吸引器管吸去口腔内的水、唾液和碎屑，保持诊疗区域视野清晰。吸引器管的放置需保证吸引的有效，同时不影响医生的操作。吸引器管不宜放置在患者口内的敏感区域，如咽部、软腭等，以免导致患者恶心不适，同时应轻柔动作，吸引器前端不可紧贴黏膜，避免患者黏膜血肿或不适。另外，应避免让患者闭嘴包住吸引器，以免因为负吸造成吸引器内污水反流入口内。

（敖春燕）

参考文献

[1] 赵佛容，毕小琴. 口腔护理学 [M]. 4 版. 上海：复旦大学出版社，2022.

[2] 多尼·L. 伯德. 现代牙医助理 [M]. 李秀娥，王春丽，译. 北京：人民卫生出版社，2020.

[3] 李秀娥，王春丽. 实用口腔护理技术 [M]. 北京：人民卫生出版社，2015.

[4] 医疗废物分类目录 (2021 年版)[J]. 中国感染控制杂志，2021, 20(12):1166-1167.

[5] 中华人民共和国国家质量监督检验检疫总局. 医院消毒卫生标准：GB 15982-2012[S].

[6] 中华人民共和国卫生部. 医疗机构消毒技术规范：WS/T 367-2012[S].

[7] 中华人民共和国国家卫生和计划生育委员会. 口腔器械消毒灭菌技术操作规范：WS 506-2016[S].

[8] 医院消毒供应中心第 2 部分 : 清洗消毒及灭菌技术操作规范 WS310.2—2016[J]. 中国感染控制杂志 , 2017, 16(10) : 986-992.

[9] 医院消毒供应中心第 3 部分 : 清洗消毒及灭菌效果监测标准 WS310.3—2016[J]. 中国感染控制杂志 , 2017, 16(11) :1095-1100.

[10] 口腔印模清洗消毒技术规范 : T/CHSA 019-2023[S].

[11] 口腔四手操作技术规范 (发布稿) : T/CHSA 013-2020[S].